Beginner's Guide to
the Efficient Vascular Ultrasonography

by
Masanori Ito, Mika Tomiya, Masashi Horiuchi, Rieko Mashiyama

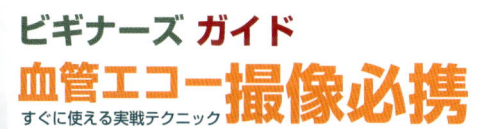

ビギナーズ ガイド
血管エコー撮像必携
すぐに使える実戦テクニック

著

伊藤 正範
日本健康管理協会新宿健診プラザ　健診部施設検査課

富谷 美香
ニューハート・ワタナベ国際病院　臨床検査部

堀内 正志
東京都健康長寿医療センター　臨床検査科

増山 里枝子
文京学院大学保健医療技術学部　臨床検査学科

まえがき

　本書は，一般社団法人　超音波検査法フォーラムで開催された研修会実技スクールにて指導された内容をベースに再構成したものである。走査法については，複数施設の意見を収集しまとめあげ，最もシンプルかつ見落としの少ない手順を検討し採用した。

　超音波で血管そのものを部分的に描出することは難しくないが，走行を追ったり，所見を見つけたりするには熟練が必要である。下肢血管においては，そもそも血管を同定すること自体に困難を感じる初心者は少なくないはずである。そうして，さまざまな参考書に当たってみても，所見に関する詳細な記述は余るほどあるが，走査法に関する効率的・具体的な解説にはなかなか出会えないのが現状ではないだろうか。

　本書では，血管エコー図の描出手技をわかりやすく具体的に解説する。上述のように，それらは多くの医療施設から寄せられた貴重な意見をもとに構築されたものである。実地経験に基づく確かな知識と技法で，要求された所見を素早く的確に描出するためのコツとポイントを紹介する。ただし，ルーティンワークの域を超えるテクニックについては割愛した。各所属施設の規準に従っていただきたい。また，所見の判断法については他の多くの優れた成書に実り多い成果を委ねるものとする。

　企画当初から5年の歳月を擁しようやく上梓に至ったが，内容についてはまだまだ未消化の謗りを免れ得ないことは十分承知している。読者諸賢のご意見・ご指導をもとに，さらなる充実を諮る所存である。本書を常にエコー装置の傍に置いて，練習時や実際の検査時に参照・活用してくださることを心から願うものである。

　末筆ながら，研修会実技スクール開催にご尽力賜った超音波検査法フォーラム講師の皆さん，被験者姿位のモデルを快く引き受けてくださった土屋里恵技師（新宿健診プラザ），そして，本書製作の意義を理解し，粘り強く支えてくれたわれわれの家族に，衷心より感謝の意を表する。

2014年9月

筆者ら

目次

1	頸動脈エコー	**1**
2	下肢動脈エコー	**43**
3	下肢深部静脈エコー	**87**
4	下肢静脈瘤エコー（慢性静脈不全評価）	**117**
付録 1.	ドプラ法の使い方	**AP-1**
付録 2.	紛らわしい所見例	**AP-14**

本書で使用している血管名称の略語集

欧　和

Ao	aorta	大動脈
ATA	anterior tibial artery	前脛骨動脈
ATV	anterior tibial vein	前脛骨静脈
CCA	common carotid artery	総頸動脈
CFA	common femoral artery	総大腿動脈
CFV	common femoral vein	総大腿静脈
CIA	common iliac artery	総腸骨動脈
CIV	common iliac vein	総腸骨静脈
ECA	external carotid artery	外頸動脈
EIA	external iliac artery	外腸骨動脈
EIV	external iliac vein	外腸骨静脈
FV	femoral vein	大腿静脈
GSV	great saphenous vein	大伏在静脈
GV	gastrocnemius vein	腓腹静脈
ICA	internal carotid artery	内頸動脈
IIA	internal iliac artery	内腸骨動脈
IIV	internal iliac vein	内腸骨静脈
IVC	inferior vena cava	下大静脈
PeA	peroneal artery	腓骨動脈
PeV	peroneal vein	腓骨静脈
PFA	profunda femoral artery	大腿深動脈
PFV	profunda femoral vein	大腿深静脈
PopA	popliteal artery	膝窩動脈
PopV	popliteal vein	膝窩静脈
PTA	posterior tibial artery	後脛骨動脈
PTV	posterior tibial vein	後脛骨静脈
SFA	superficial femoral artery	浅大腿動脈
SoV	soleus vein	ヒラメ静脈
SSV	small saphenous vein	小伏在静脈
VA	vertebral artery	椎骨動脈

血管の名称について

本書では検査の現場で汎用される用語を使用している．そのため，正式な解剖学用語とは異なる場合があることを了承いただきたい．

和　欧（動脈系）

外腸骨動脈	EIA	external iliac artery
外頸動脈	ECA	external carotid artery
後脛骨動脈	PTA	posterior tibial artery
膝窩動脈	PopA	popliteal artery
浅大腿動脈	SFA	superficial femoral artery
前脛骨動脈	ATA	anterior tibial artery
総大腿動脈	CFA	common femoral artery
総腸骨動脈	CIA	common iliac artery
総頸動脈	CCA	common carotid artery
大腿深動脈	PFA	profunda femoral artery
大動脈	Ao	aorta
椎骨動脈	VA	vertebral artery
内腸骨動脈	IIA	internal iliac artery
内頸動脈	ICA	internal carotid artery
腓骨動脈	PeA	peroneal artery

和　欧（静脈系）

下大静脈	IVC	inferior vena cava
外腸骨静脈	EIV	external iliac vein
後脛骨静脈	PTV	posterior tibial vein
膝窩静脈	PopV	popliteal vein
小伏在静脈	SSV	small saphenous vein
前脛骨静脈	ATV	anterior tibial vein
総大腿静脈	CFV	common femoral vein
総腸骨静脈	CIV	common iliac vein
大腿深静脈	PFV	profunda femoral vein
大腿静脈	FV	femoral vein
大伏在静脈	GSV	great saphenous vein
内腸骨静脈	IIV	internal iliac vein
腓骨静脈	PeV	peroneal vein
腓腹静脈	GV	gastrocnemius vein
ヒラメ静脈	SoV	soleus vein

1. 頸動脈エコー

A	頸動脈エコーの解剖	2
B	頸動脈エコーの表示法	4
C	被験者の姿位	6
D	ドプラ波形の特徴	8
E	頸動脈エコーの基本走査	10
F	頸動脈エコーの計測	34

頸動脈エコー検査の目的

▶ 頸動脈エコーでは，直接脳血管障害につながる可能性がある病変を見つけることが先決である．低エコープラークや潰瘍型プラークは，血栓として脳血管を詰まらせる原因の第一のリスクファクターであり，それを見つけることがこの検査で最も重要である．

▶ 内膜中膜複合体厚（IMT）の数値も動脈硬化判断の指標のひとつとなるが，エコーでは小数点1桁以下における計測の精度は低く再現性も乏しい．結果として必要な情報ではあるが，数値の大きさに執着するのではなく，肥厚部分の特徴をつかむことの方がより大切な情報であることを覚えておきたい．

① リスクの高い頸動脈病変の発見
    - 低エコープラーク
    - 潰瘍型プラーク
    - 高度狭窄・閉塞
② 頸部主要動脈における動脈硬化の進行度チェック
    - 内膜中膜複合体（IMC）の肥厚の有無

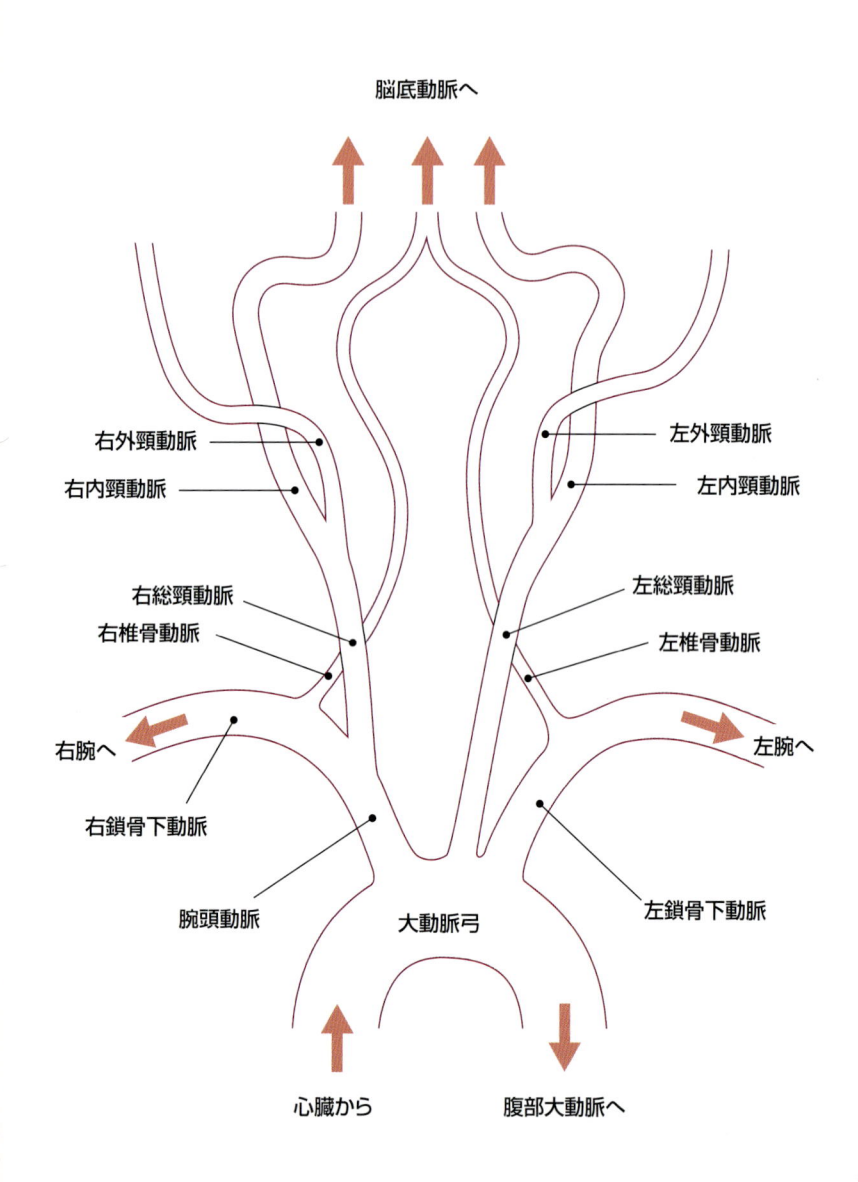

A. 頸動脈エコーの解剖

脳底動脈へ

右外頸動脈
右内頸動脈

左外頸動脈
左内頸動脈

右総頸動脈
右椎骨動脈

左総頸動脈
左椎骨動脈

右腕へ
右鎖骨下動脈

左腕へ

腕頭動脈　大動脈弓　左鎖骨下動脈

心臓から　腹部大動脈へ

A. 頸動脈エコーの解剖

血管の名称と略号

総頸動脈（Common carotid artery）：CCA

起始部　　右：腕頭動脈　　左：大動脈弓

▷ 内頸動脈と外頸動脈を分岐する。両血管が分岐する手前は分岐部（球部）と呼ばれ、やや膨らんでおり、その後側には頸動脈小体が存在し呼吸、血圧調節に関与する。

内頸動脈（Internal carotid artery）：ICA

起始部　　総頸動脈

▷ 脳や眼に血液を送る主要血管である。末梢に進むにつれ、血管径は細くなっていく。

外頸動脈（External carotid artery）：ECA

起始部　　総頸動脈

▷ 顔面、表在筋系、甲状腺、舌などを主に栄養する。

椎骨動脈（Vertebral artery）：VA

起始部　　鎖骨下動脈

▷ 脳や延髄、橋などを栄養する主要血管である。正常でも左右の径に差があることが多い。

鎖骨下動脈（Subclavian artery）

起始部　　右：腕頭動脈　　左：大動脈弓

▷ 頸部、胸部と頭部の一部を養い、また上肢に血液を送る動脈の幹となる。起始部に高度の狭窄、閉塞が生じると腕への血流を維持するために椎骨動脈が逆流を起こす。その代償として脳への血流量が減少し、一過性脳虚血発作などの症状が現れるようになる（盗血現象）。

B. 頸動脈エコーの表示法

▷ 頸動脈エコーの画像表示法には，現在 3 種類の提案がある。

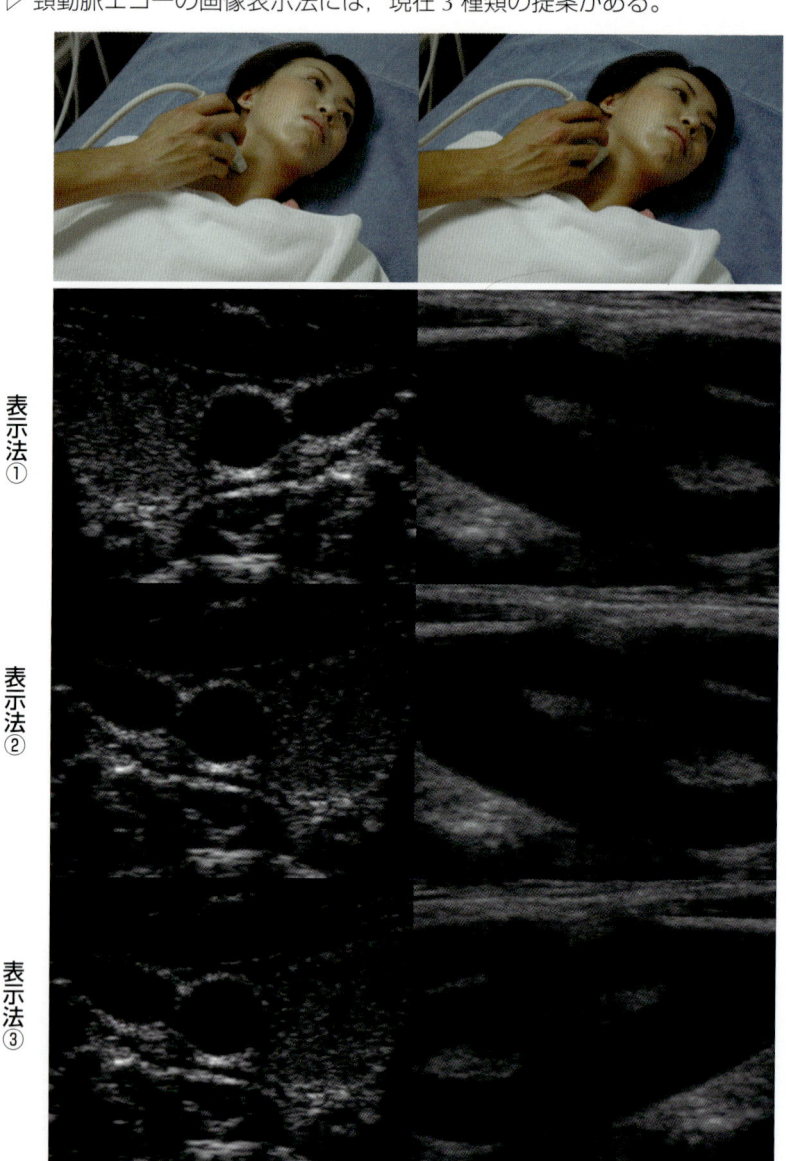

表示法 ①

表示法 ②

表示法 ③

B. 頸動脈エコーの表示法

表示法①

▷ 短軸断面は患者の頭側から見た画像，長軸断面は画面右側に末梢側，左側に中枢側の描出法である。脳外科の手術は頭側に術者が立つので，その時の病態把握がしやすい描出である。腹部エコーと比較すると短軸，長軸ともに逆の表示法であるので慣れないと混乱しやすいのでその点は注意が必要である。

▷ ②と比べると短軸断面が逆，③と比べると短軸，長軸ともに逆の画像表示である。

表示法②

▷ 短軸断面は患者の足側から見た画像，長軸断面は画面右側に末梢側，左側に中枢側の描出法である。心臓超音波と同様の描出法であり，循環器を主に診療する病院・施設での採用が多い。

▷ ①とは短軸断面が逆，③とは長軸断面が逆の表示である。

表示法③

▷ 短軸断面は患者の足側から見た画像，長軸断面は画面右側に中枢側，左側に末梢側の描出法である。腹部エコー，他の血管領域の超音波検査（大動脈，腎動脈，上肢・下肢血管など）とも同じ描出法なので，画像を見た時に判断がしやすいという特徴がある。

▷ ①とは短軸，長軸ともに逆であり，②とは長軸断面が逆の表示になる。

本書における画像表示法

▶ 本書では，紹介した3種類の表示法のうち③を採用した画像で解説する．腹部エコー，他の血管領域とも同じ表示であるので初心者にもわかりやすいと判断した．表示法については各施設での統一が必要であるが，これから始めるのならば③の表示法をお勧めしたい．

6　C. 被験者の姿位

▷ 頸動脈エコーの検査では，被検者の頸にプローブが当てやすい位置に寝てもらうのがよい。通常の位置では，検者は腕を上方に伸ばさなくてはならないので検査しにくい。30〜40cm程度下方にずれて，プローブが当てやすい位置に寝てもらうのがポイントである。

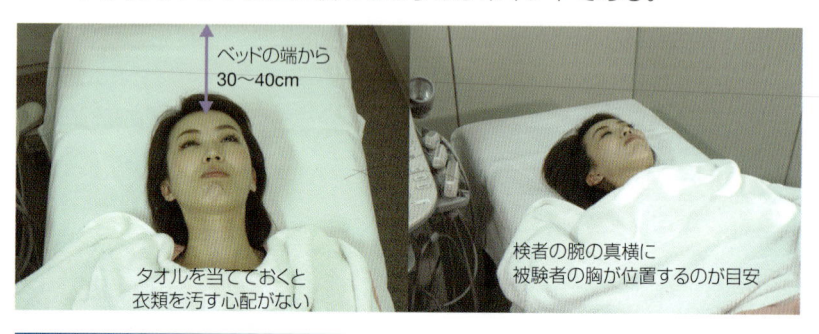

ベッドの端から30〜40cm

タオルを当てておくと衣類を汚す心配がない

検者の腕の真横に被験者の胸が位置するのが目安

右側を検査する時のセッティング

▷ プローブを当てられる領域を広げるためのセッティングをする。

1）頸を傾ける

▷ 頭を左側に傾ける。目安は，正面を向いた時と比べて30°〜40°程度である。あまり傾けると，細い血管（椎骨動脈など）の血流が滞ることもあるので注意する。頸の角度を変えることによって，プローブを当てられる領域も見え方も違うので，色々と試してみるのがよい。

2）顎を上げる

▷ 軽く顎を上げる。1）と同様，上げ過ぎには注意する。

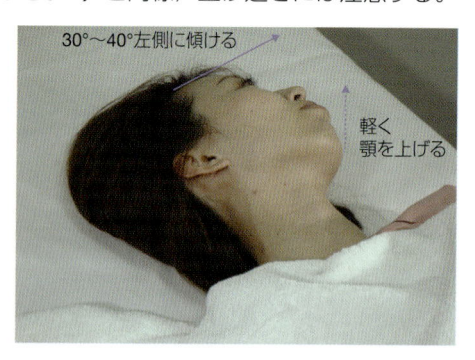

30°〜40°左側に傾ける

軽く顎を上げる

C. 被験者の姿位

枕の使用について

▷ 基本的に枕は使用しない。
▷ プローブを当てられる範囲が著しく狭い場合は少々頸を伸展させる必要があるので、頸から肩の下あたりに折りたたんだタオル等を当てると作業がしやすい。しかし、伸展し過ぎると血流状態（ドプラ波形，血流速度）に影響を及ぼす可能性があるので、あくまでも若干伸びる程度を目安とする。

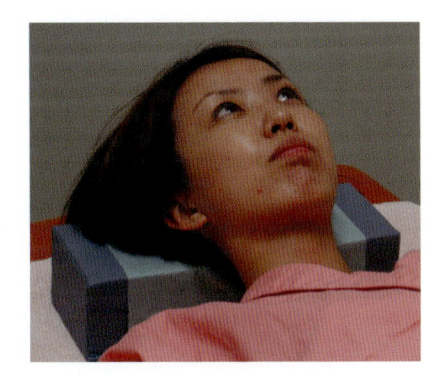

プローブを当てられる領域が狭くなるので、枕は基本的に使用しない。

被検者の頸が太い，あるいは，短めの場合

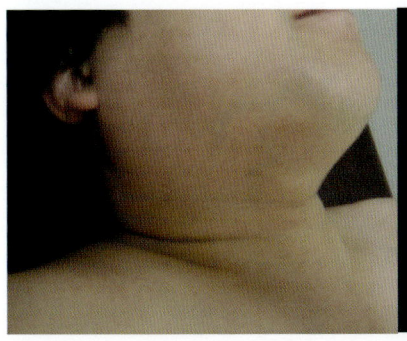

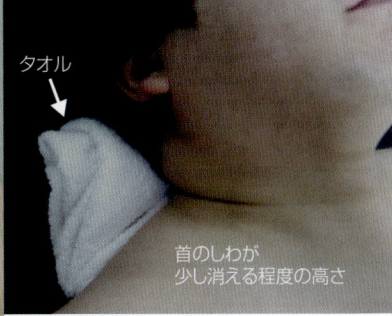

タオル

首のしわが
少し消える程度の高さ

8 D. ドプラ波形の特徴

▷ 頸動脈領域における各血管(総頸動脈・内頸動脈・外頸動脈・椎骨動脈)のドプラ波形には特徴がある(**付録1**も参照)。

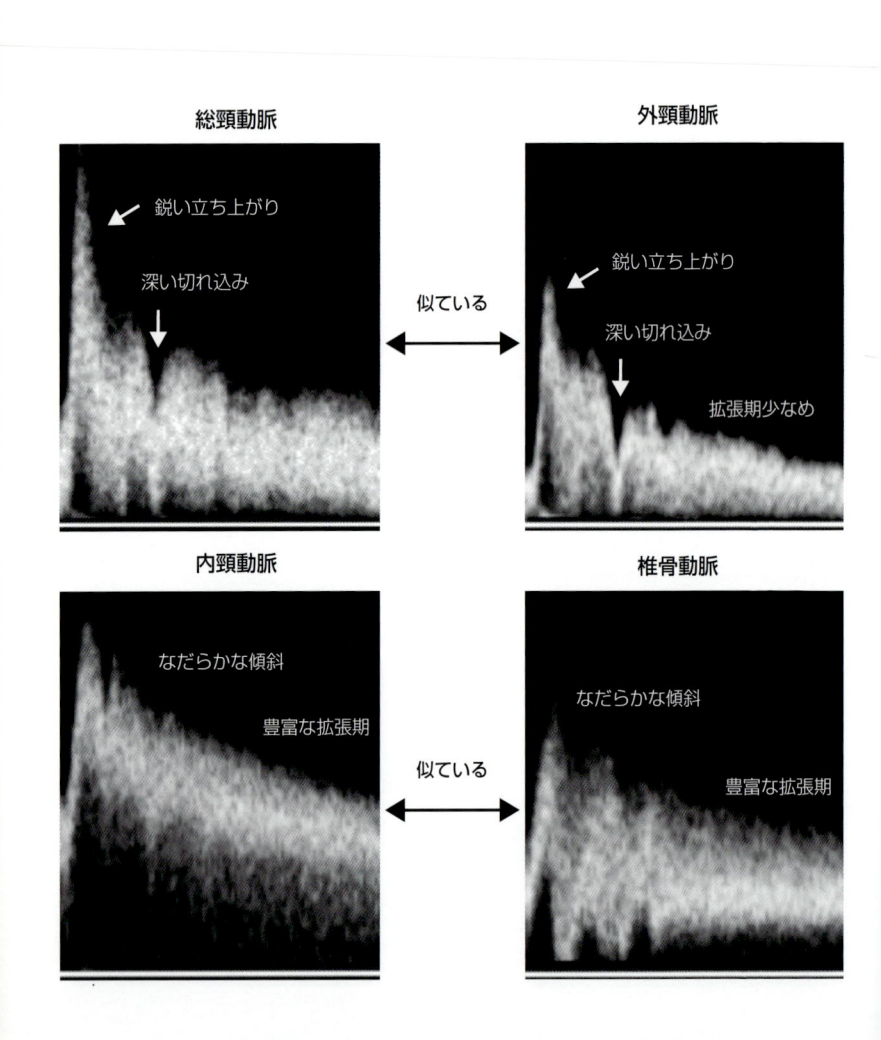

総頸動脈

← 鋭い立ち上がり

↓ 深い切れ込み

←似ている→

外頸動脈

← 鋭い立ち上がり

↓ 深い切れ込み

拡張期少なめ

内頸動脈

なだらかな傾斜

豊富な拡張期

←似ている→

椎骨動脈

なだらかな傾斜

豊富な拡張期

D. ドプラ波形の特徴

各血管の特徴

▷ パルスドプラの波形はバリエーションが多いが，特徴的な部分は同なので必ず覚えておこう。

総頸動脈

▷ 収縮期の鋭い立ち上がりと，深い切れ込みが特徴的である。
▷ 内頸動脈と外頸動脈の特徴を足したような波形である。

内頸動脈

▷ 拡張期に血流が豊富であることが大きな特徴である。そのため，収縮期の鋭い立ち上がりがあるが，拡張期にかけて波形の傾斜はなだらかである。
▷ 総頸動脈，外頸動脈にあるような深い切れ込みがなく，あっても浅い切れ込みであることが多い。椎骨動脈とよく似ている。

外頸動脈

▷ 総頸動脈同様，収縮期の鋭い立ち上がりと深い切れ込みが特徴。
▷ 外頸動脈はもともと血管抵抗が高い（弾力が強い）ため，拡張期における血流は少なくなる。拡張期血流が消失していても，大きな障害がないことが多い。

椎骨動脈

▷ 拡張期に血流が豊富であることが大きな特徴であり，内頸動脈とよく似ている。切れ込みはある時と時がある。
▷ 椎骨動脈は血管の太さに左右差があることも多く，細い側は血流そのものが少なく波形そのものが小さくなる（血流が少ない）が，太い側は血流が豊富で大きな波形（血流が多い）である。

E. 頸動脈エコーの基本走査

▷ 頸動脈エコーではさまざまな計測，走査が提唱されているが，最も大切なことはリスクの高い病変をみつけることである。11頁以降では，そこにターゲットを絞った①〜⑦の手順を紹介する。

ルーチンで記録するもの
▶ Max-IMT の計測
▶ ドプラ波形：総頸動脈・内頸動脈・外頸動脈・椎骨動脈

有所見時に必要な情報
▶ プラーク：性状と大きさの報告
　特に低エコープラーク，潰瘍型プラークには注意
▶ 狭窄：狭窄率（計測法も記載），血流速度
▶ 閉塞：Bモード・カラードプラの画像，パルスドプラでの確認

本書では下記の項目に関しては解説を省略した．他の成書を参照されたい．
▷ 血管径，血管蛇行，プラークスコア，PI, RI, ED-ratio, 血管年齢，血管弾性

E. 頸動脈エコーの基本走査

頸動脈エコーの走査手順

....掲載頁

① Bモード：短軸断面で前方からの走査.................................. 12

② Bモード：短軸断面で側方からの走査.................................. 14
　Bモード描出のポイント［角度とゲイン］

③ カラードプラ：短軸走査で低エコー病変の観察................................. 18
　短軸走査でのカラードプラで確認すること

④ Bモード：長軸断面で病変部の観察..................................... 21
　Bモード描出のポイント［長軸走査］

⑤ カラードプラ：長軸断面の検査.. 23
　内頸動脈・外頸動脈の出し分け
　内頸動脈・外頸動脈の分岐のパターン

⑥ パルスドプラ波形のチェック 27

⑦ 椎骨動脈の検査.. 28
　椎骨動脈が見つけにくい時の対処

E. 頸動脈エコーの基本走査

① B モード：短軸断面で前方からの走査

▷ 短軸走査で血管の全体像を把握することが目的である。
▷ IMC にできるだけ超音波が垂直に入射するようにプローブ走査をすることが大切である。

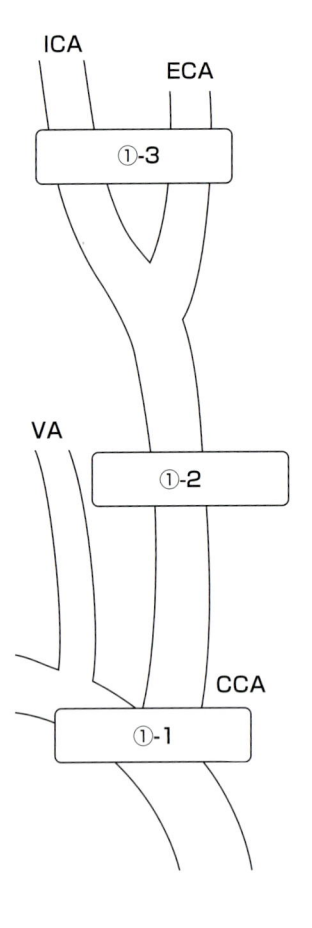

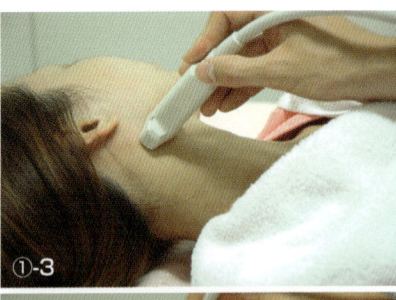

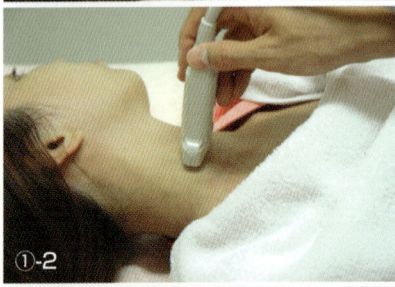

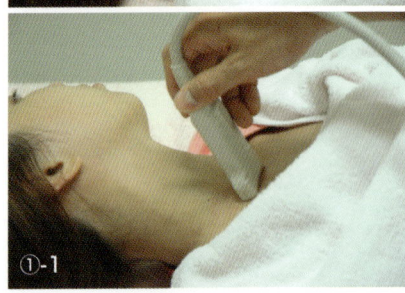

E. 頸動脈エコーの基本走査

▷ 総頸動脈から内頸・外頸動脈をスライド走査にて観察し,病変の有無をみる。内頸動脈,外頸動脈の分岐も確認し,全体的な血管走行をつかんでおくことも大切である。総頸動脈は腕頭動脈からの起始部から追えるとよいのだが,困難な場合も多いので,その時は見えるところから検査をする。

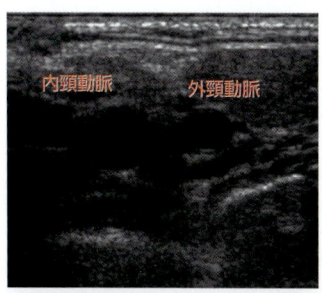

①-3 内頸・外頸動脈が追えるところまで,プローブを上にスライドさせる。顎に当たってからはプローブを上に傾けるようにする。総頸動脈からの分岐部がかなり頭側寄りに位置する場合もあり,その際には内頸・外頸動脈の描出は困難である。

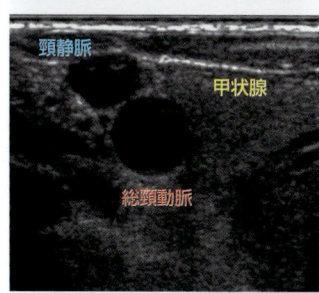

①-2 甲状腺に接する正円形の血管が総頸動脈であり,同定が必要な場合はここで行う。隣接する頸静脈は血管が柔らかいので軽く押すとつぶれる。血管が蛇行していると画面上に描出される場所が変わっていくので,見失わないようにする。

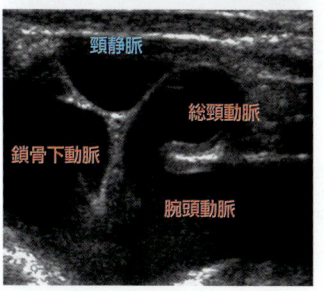

①-1 腕頭動脈から総頸動脈の起始部から観察を始める。起始部が鎖骨から深い位置にある時は描出が困難なため,見える所から検査をする。鎖骨から下方にプローブを傾けることが起始部描出のポイントである。

E. 頸動脈エコーの基本走査

② B モード：短軸断面で側方からの走査

▷ プローブの動かし方自体は①-1〜3 と同様だが，当てる位置を変えることによって明瞭に描出される血管壁が異なってくる。必ず 2 方向以上から短軸走査を行い，全体の観察を心がける。

前方からのアプローチ

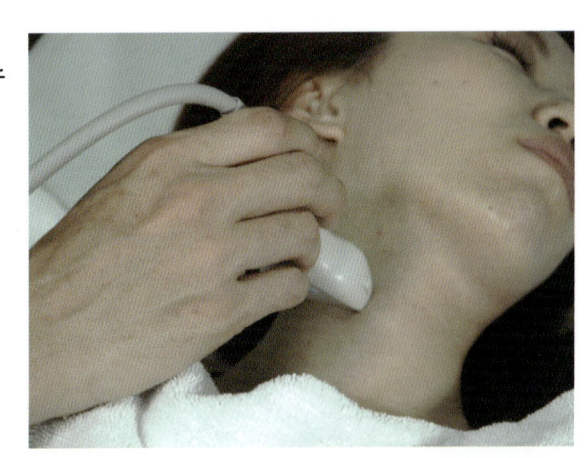

側方からのアプローチ

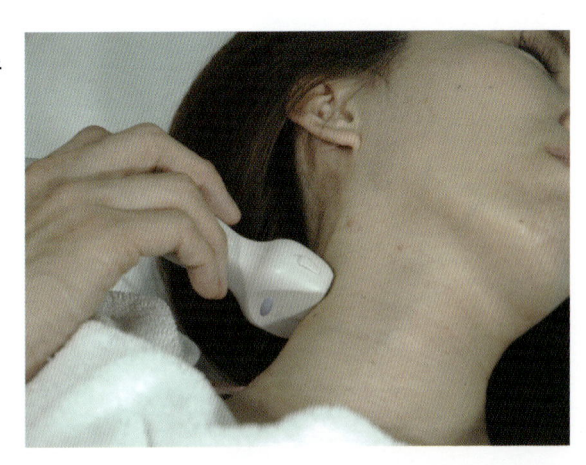

E. 頸動脈エコーの基本走査

前方からのアプローチ

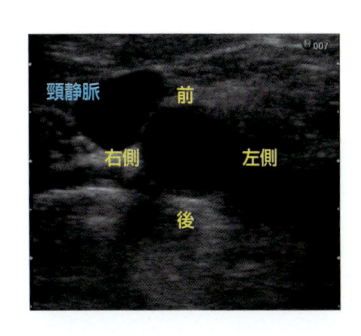

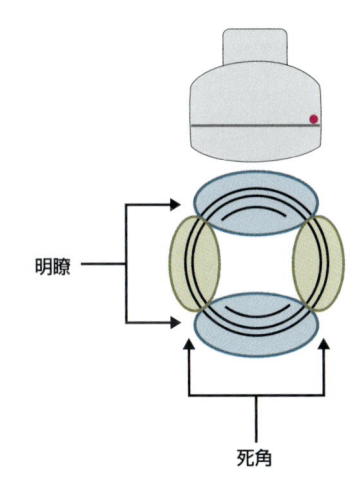

明瞭

死角

▷ 血管の前後面の描出は良いが，左右側面の描出が悪い

側方からのアプローチ

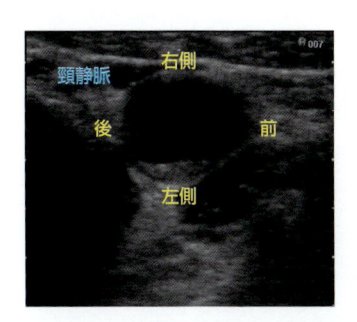

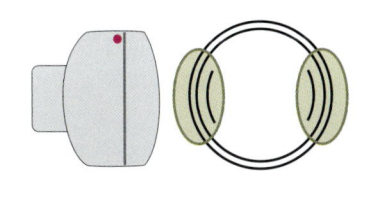

▷ 前面からのアプローチで確認されなかった左側面の肥厚が明瞭に描出されている。頸静脈が描出されている位置も変わってくるので，そこからも側面が描出されたことがわかる。

E. 頸動脈エコーの基本走査

Bモード描出のポイント［角度とゲイン］

▷ Bモードの走査のポイントは，IMCを明瞭に描出しながら全体像を把握することである。超音波で最も描出が良くなるのは対象物（＝IMC）に超音波が垂直に入射した時である。

明瞭な描出

▷ IMCに対して，超音波が垂直に入射している。

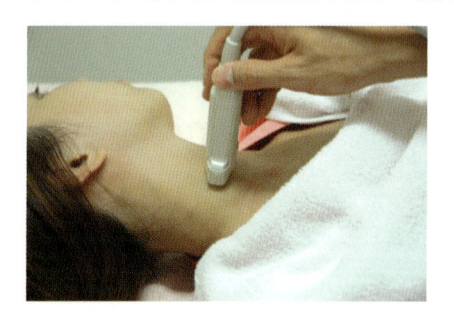

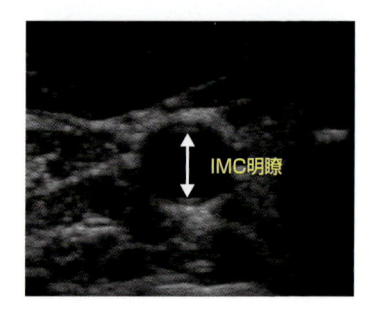

IMC明瞭

不明瞭な描出

▷ IMCに対して，超音波が斜めに入射している。

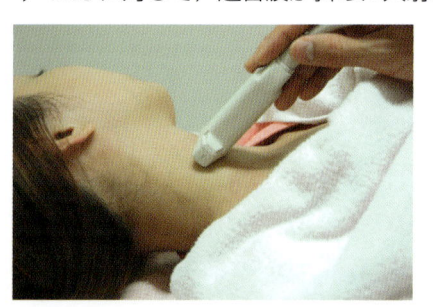

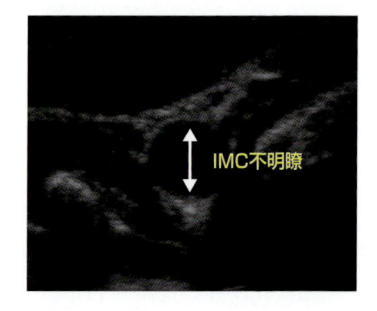

IMC不明瞭

E. 頸動脈エコーの基本走査

Bモードのゲイン調整

▷ Bモードのゲインは，低エコープラークを見逃さないよう若干高めに設定する。血管内腔に多少のノイズが入るくらいを目安にするとよい。

▷ 高過ぎると肥厚なのかアーチファクトなのか判断に迷う。逆に，血管内腔をきれいに描出するためにゲインを低くすることは低エコープラークの見逃しにつながるので，下げ過ぎには十分注意したい。

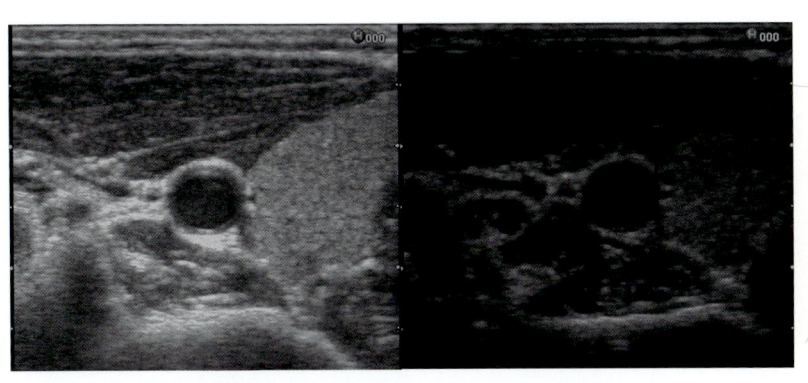

ゲインが高すぎる　　　　　　　　ゲインが低すぎる

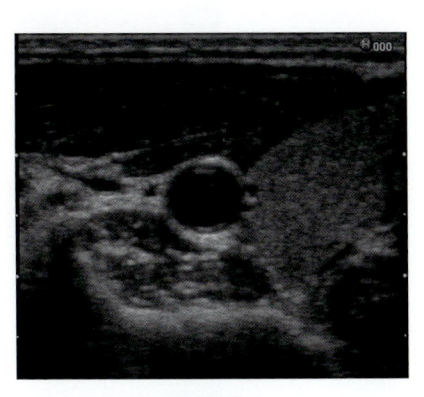

ゲイン適正

E. 頸動脈エコーの基本走査

③カラードプラ：短軸走査で低エコー病変の観察

▷ カラードプラを使用し，短軸走査で血管全体の血流状態を把握する。

▷ 特に，低エコープラークや狭窄・閉塞の検出には必須の走査である。

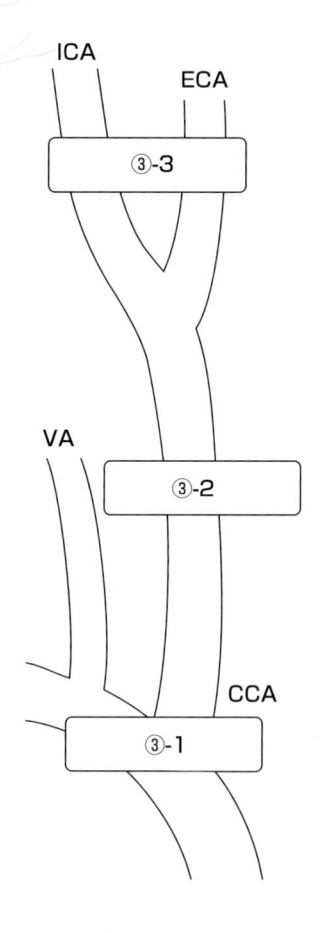

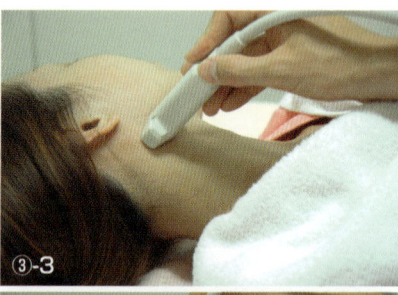

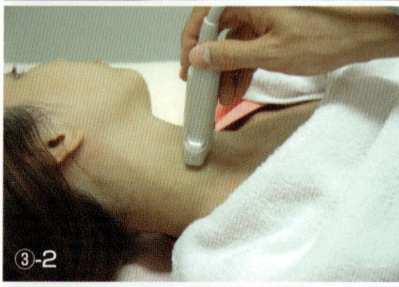

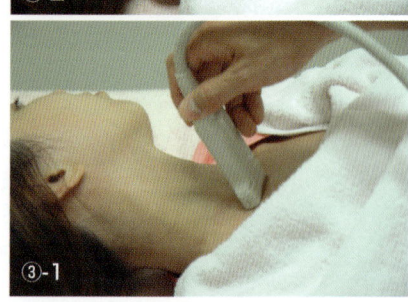

E. 頸動脈エコーの基本走査

▷ 血管の内腔を満たすように，カラードプラのシグナルが存在することを確認することが大切である。また，カラードプラの適切な調整が必要なので，調整法も身につける必要がある（**付録1**参照）。

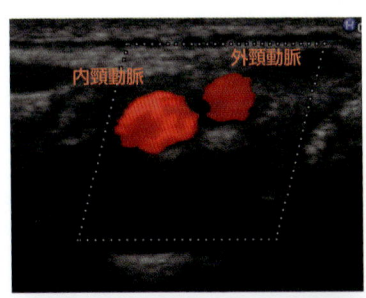

③-3 内頸動脈，外頸動脈のIMCは，Bモードだと超音波の入射が斜めになるため描出が悪い。それをフォローするためにも追えるところまで描出することが大切である。

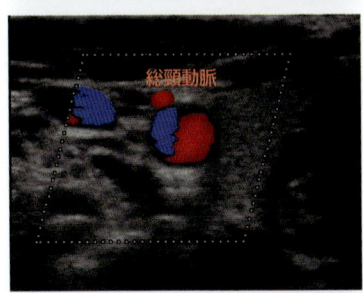

③-2 総頸動脈を短軸で追う。分岐部には病変が多く見つかるので，特によく観察したいところである。

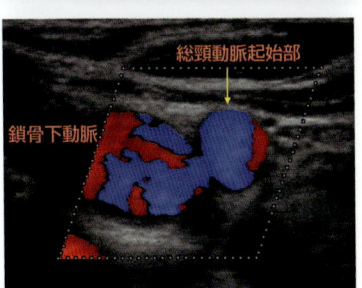

③-1 腕頭動脈〜鎖骨下動脈より分岐する総頸動脈の起始部から観察を始める。プローブは下方に傾けるのがポイント。起始部が鎖骨から深い位置にある場合は，見えるところから観察する。

E. 頸動脈エコーの基本走査

短軸走査でのカラードプラで確認すること

① 正常な総頸動脈の血管におけるカラードプラ画像で，血流シグナルが血管内を満たすように描出される。

② 閉塞症例で，②-1 は B モード，②-2 はカラードプラを併用したものである。

③ 低エコープラークであり，左側が B モード，右側がカラードプラの併用である。いずれも，B モードのみでの描出では見落としやすい。

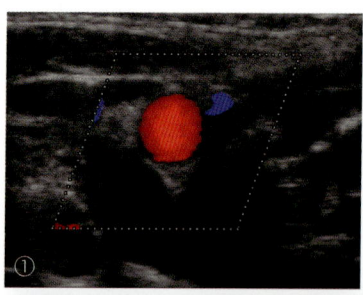

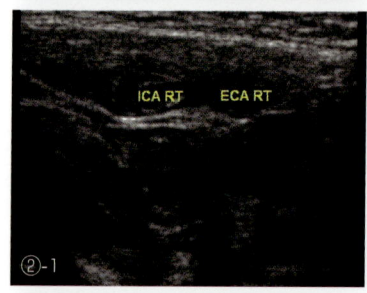

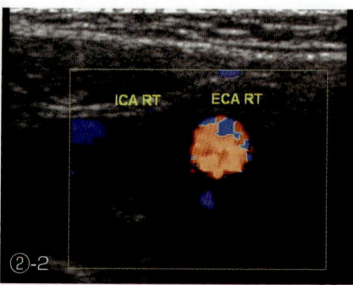

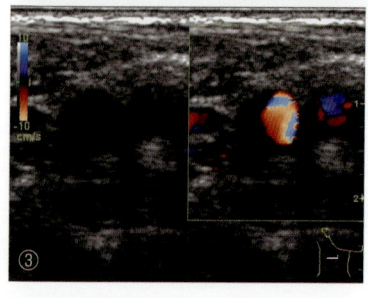

E. 頸動脈エコーの基本走査

④Bモード：長軸断面で病変部の観察

▷ 短軸走査にて見つけた病変の詳細を確認する。
▷ 病変の大きさ，広がり方，エコー輝度などを確認し，必要に応じて狭窄率の計測等も行う。総頸動脈，内頸動脈，外頸動脈が対象である。

短軸走査

▷ 肥厚は認めるが，病変部の広がりや性状をつかみにくい。

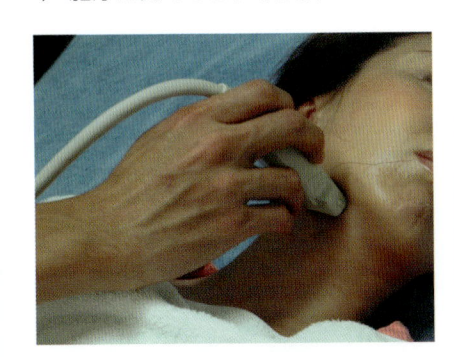

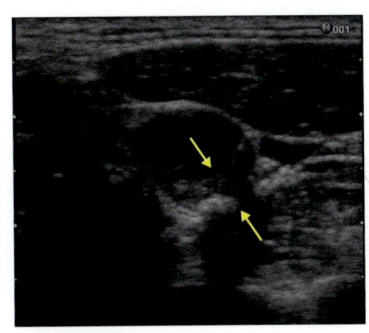

長軸走査

▷ 病変部の広がりや性状がつかみやすい。

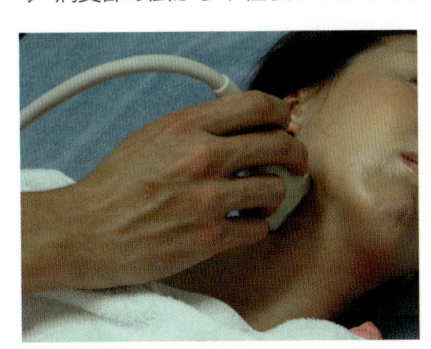

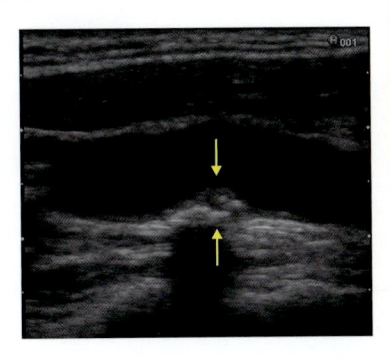

22　E．頸動脈エコーの基本走査

Bモード描出のポイント［長軸走査］

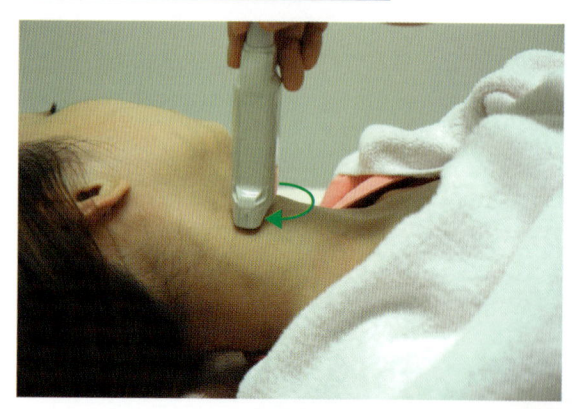

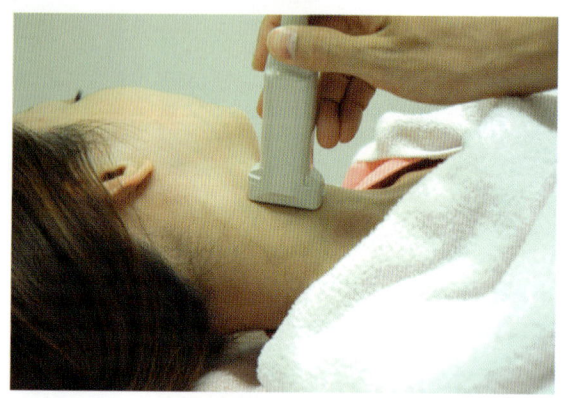

▷ 短軸走査から，位置を変えずにプローブを時計まわりに90°回転させるだけで長軸断面の描出は可能である。

長軸断面の注意
▶ 切り方によって，画像に映る病変の厚さが変化する。厚さを評価する時には，短軸断面で最も厚い部分を確認してから，その部分に直行するように長軸断面を描出するとよい（21頁参照）。

E. 頸動脈エコーの基本走査

⑤カラードプラ：長軸断面の検査

▷ カラードプラにて病変の有無を確認する。
▷ 短軸走査時と比べ，顎を避けた側方・やや後方からプローブをあてることも可能であり，2方向からの確認もしやすい走査である。

前方からの描出

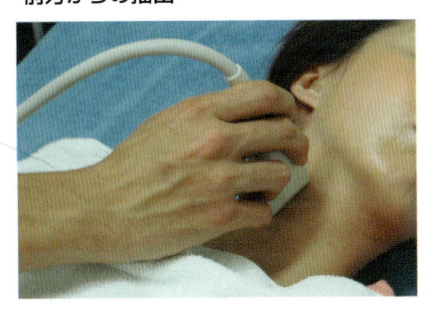

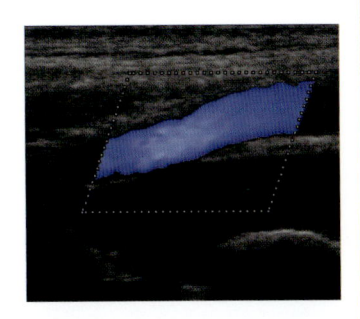

側方・後方からの描出

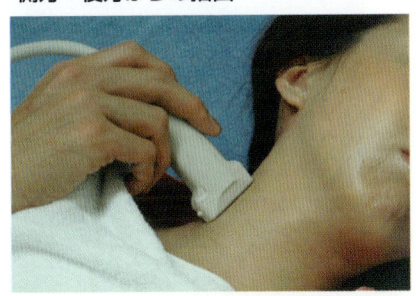

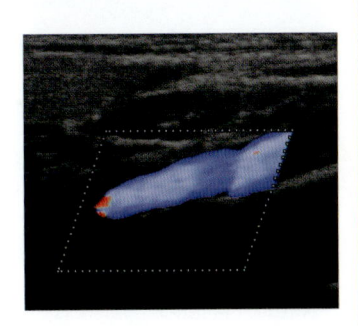

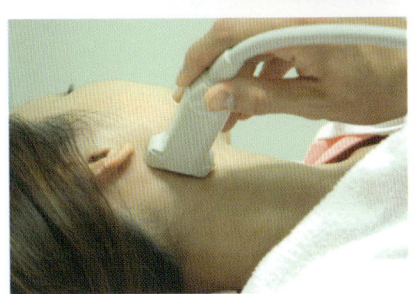

側・後方からの描出は，前方からの描出とは違った面が描出できるのでぜひ行いたい。より深部までの走行を追うことができるが，前方からと比べると血管は深部に描出される。

E. 頸動脈エコーの基本走査

内頸動脈・外頸動脈の出し分け

▷ 内頸動脈,外頸動脈を出し分けるには,各々の特徴を覚えておくとよい。短軸走査のスライド走査にて分岐の仕方を確認し,それに合わせて長軸走査で確認するとわかりやすい。慣れてくれば容易に出し分けることが可能だが,稀に内・外頸の分岐が逆のこともあるので,パルスドプラの波形にて必ず確認して同定する。

▷ 長軸走査で注意することは,大きくプローブを振らないことである。内頸動脈と外頸動脈は,分岐直後の位置では1~2mm程度しか離れていない。当然,プローブもそのくらい細かく操作しなければならない。並走する頸静脈とは,血流の方向が異なるのでカラーの違いで判断できる。

短軸断面(右内頸動脈・外頸動脈の場合)

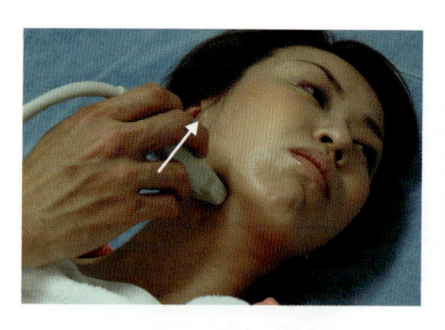

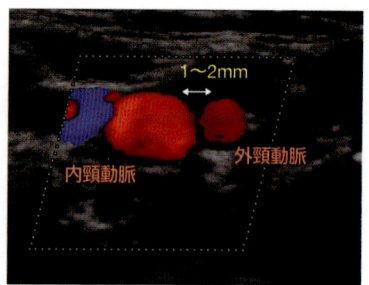

特徴① 画面の左側に内頸動脈・右側に外頸動脈がくることが多い。
特徴② 内頸動脈の方が太い。

E. 頸動脈エコーの基本走査

長軸断面(右内頸動脈・外頸動脈の場合)

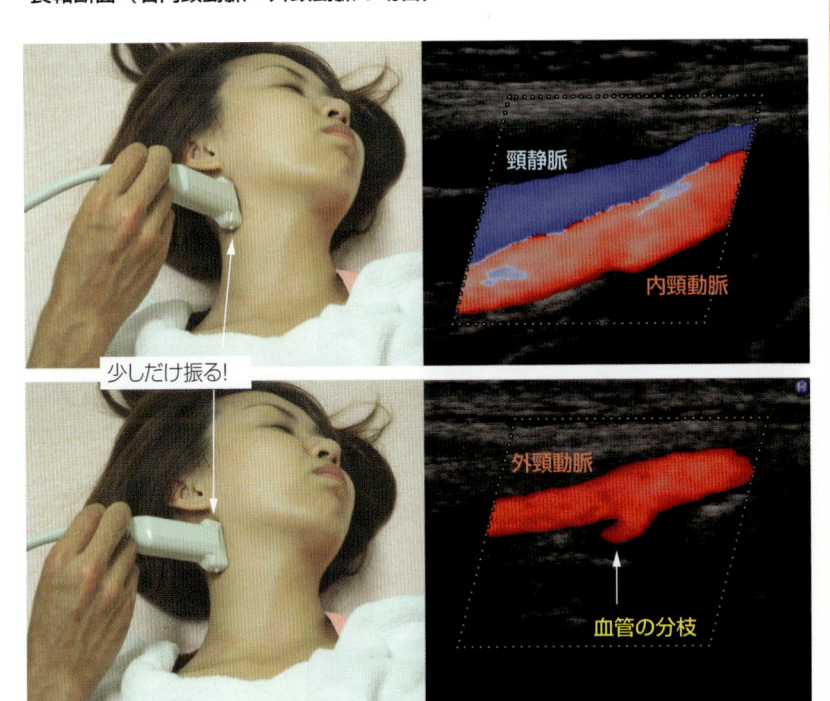

少しだけ振る!

頸静脈
内頸動脈

外頸動脈
血管の分枝

特徴① 内頸動脈は深部を走行し,外頸動脈はそれに比べて表層を走行する。

特徴② 内頸動脈の方が太い。

特徴③ 外頸動脈には,血管の分岐がある。

特徴④ プローブを外側に傾けると内頸動脈,内側に傾けると外頸動脈であることが多い(次頁も参照)。

E. 頸動脈エコーの基本走査

内頸動脈・外頸動脈の分岐のパターン

▷ 内頸動脈・外頸動脈を出し分けるには，短軸走査の時に分岐がどのようになっているのかを確認しておき，長軸像を描出すると走行を追いやすくなる。

左右に分岐している場合

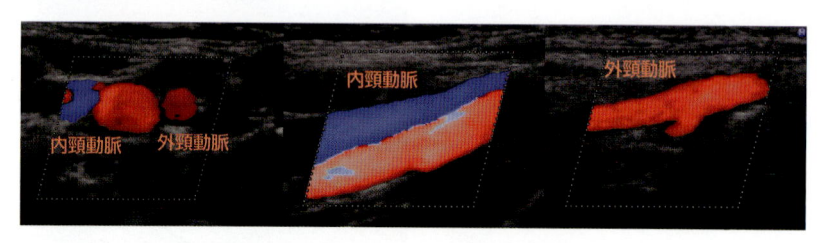

▷ プローブを左（被験者の右側）に傾けると内頸動脈
▷ プローブを右（被験者の左側）に傾けると外頸動脈

上下に分岐している場合

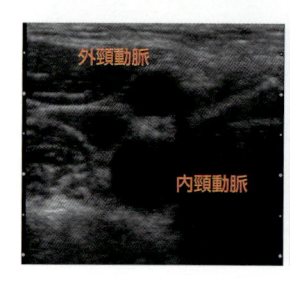

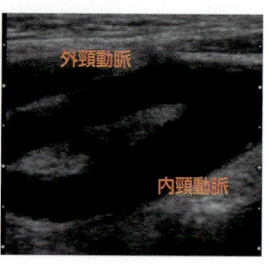

▷ 内頸動脈・外頸動脈は縦に並んで描出される。太く，深部に走行している血管が内頸動脈である場合が多い。

E. 頸動脈エコーの基本走査

⑥パルスドプラ波形のチェック

▷ 総頸動脈，内頸動脈，外頸動脈のパルスドプラ波形をとり，血流状態をチェックする。波形の見方を知っておくことが大切である。高度狭窄を認めない場合の血流速度の計測は必須ではない。

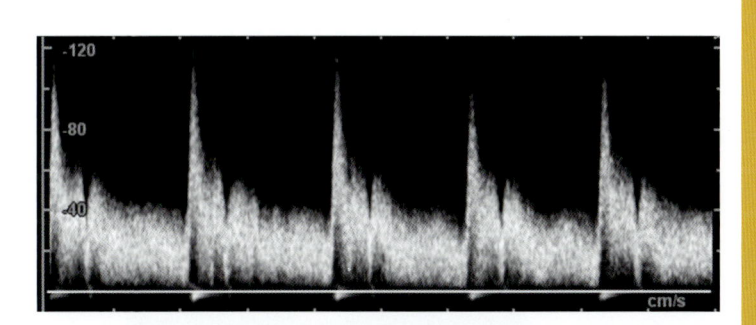

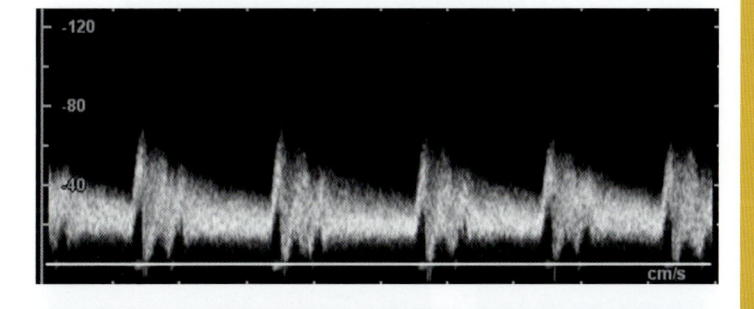

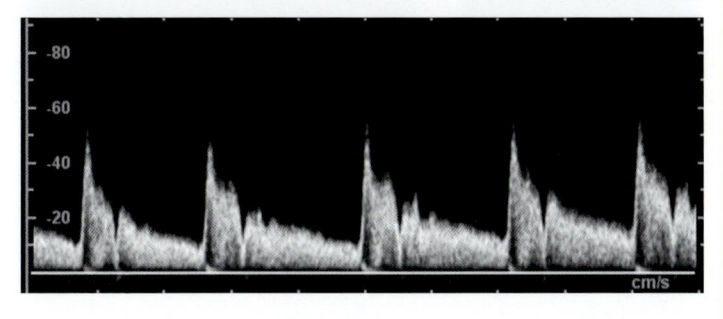

E. 頸動脈エコーの基本走査

⑦椎骨動脈の検査

▷ カラードプラ，パルスドプラを用いて，椎骨動脈の血流状態を把握する。Bモードでは血管が細い，深部に走行していることなどから，動脈硬化の程度を判断するのは困難である。

カラードプラ：椎骨動脈の同定。血流の方向を色から判断する。

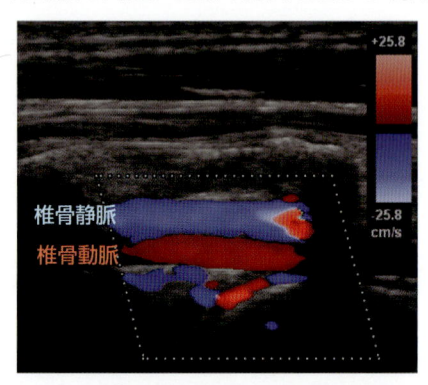

▷ カラー（赤・青）は血管描出の角度，ROIの向き，
▷ フローの設定で変わる（付録AP-11頁も参照）。

パルスドプラ：波形を見て，狭窄・閉塞の有無を判断する。

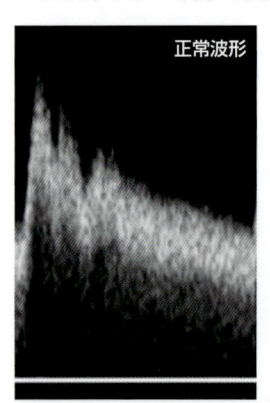

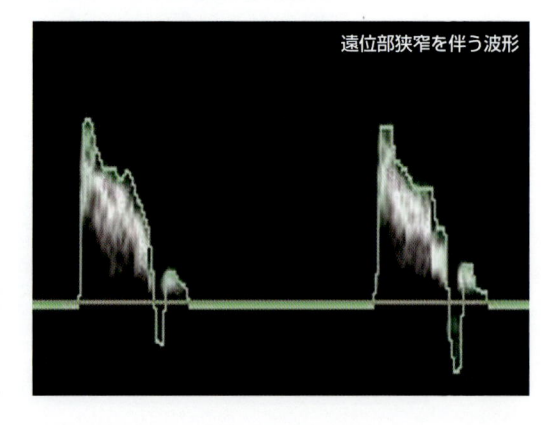

正常波形

遠位部狭窄を伴う波形

E. 頸動脈エコーの基本走査

椎骨動脈描出のポイント

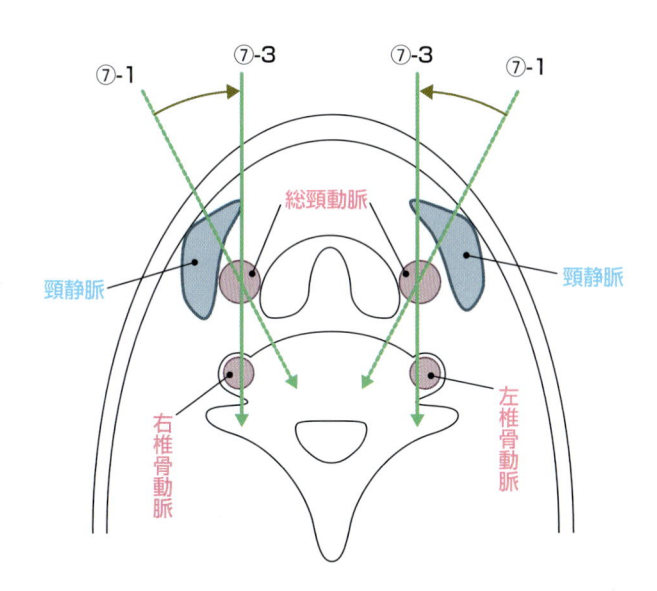

(図：総頸動脈、頸静脈、右椎骨動脈、左椎骨動脈の位置関係、プローブの振り方 ⑦-1、⑦-3)

▷ 総頸動脈の長軸像から，プローブをゆっくりと外側に向けて振ることにより描出が可能である。
▷ 椎骨と椎骨の間を目印にすること，カラードプラを利用して血流を見つけることがポイントである。
▷ 描出が難しいと思われがちだが，適切なプローブ走査とカラードプラの調整ができるようになれば，高い確率で描出可能である。
▷ 深い位置にあるので血管に近づくために少々押す場合もあるが，押し過ぎると発作の原因となりかねないので注意を要する。

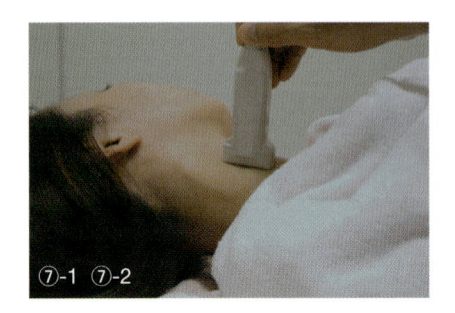

E. 頸動脈エコーの基本走査

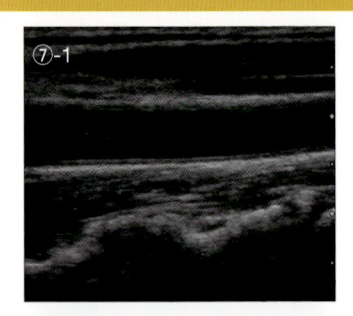

⑦-1 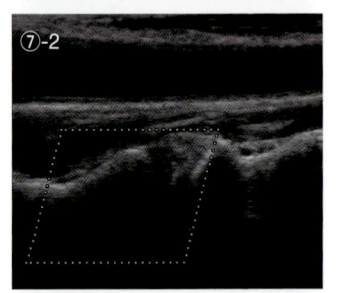 ⑦-2

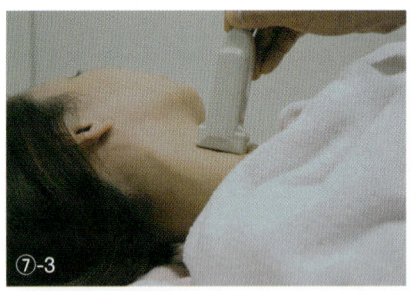

⑦-3

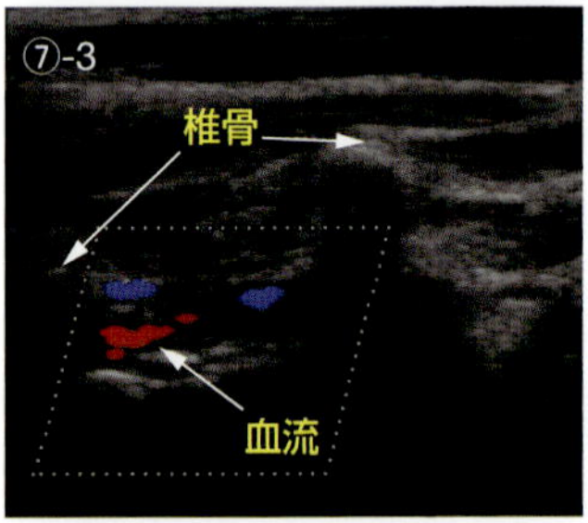

⑦-4

⑦-1

⑦-2

⑦-3
椎骨
血流

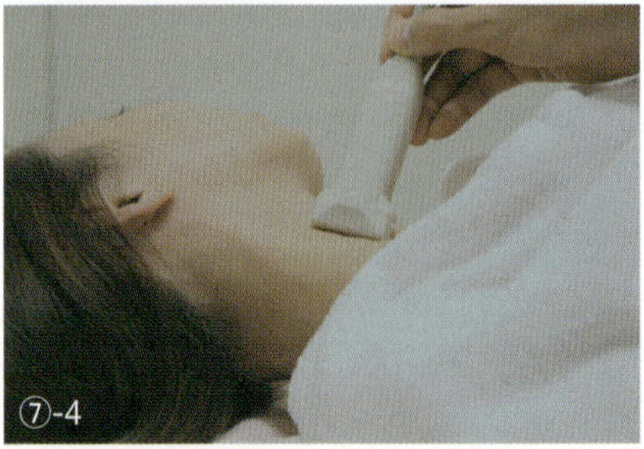

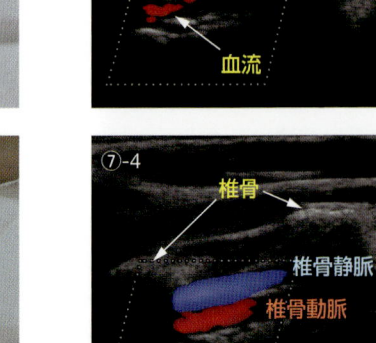

⑦-4
椎骨
椎骨静脈
椎骨動脈

E. 頸動脈エコーの基本走査

⑦-1 総頸動脈を長軸像で描出する。
- ▶ 場所はどこでも構わないので，描出しやすい場所を選ぶとよい。

⑦-2 カラードプラの ROI を，椎骨動脈が描出される深さに合わせる。
- ▶ 椎骨動脈の描出深度
- ▶ 頸が細めの場合：2cm程度
- ▶ 頸が太めの場合：2.5〜3cm程度

⑦-3 プローブを患者の外側に向けてゆっくりと傾ける。
- ▶ ⑦-1〜⑦-2でプローブをあてた位置をずらさないようにすること。
- ▶ 右の場合：患者の右側に傾ける。
- ▶ 左の場合：患者の左側に傾ける。
- ▶ 椎骨が描出されてくるので，椎骨と椎骨との間に走行する血管を見つける。
- ▶ カラードプラの信号を頼りにするとよい。

⑦-4 椎骨と椎骨の間のカラードプラの血流信号に注意しながら，椎骨動脈を描出する。

E. 頸動脈エコーの基本走査

椎骨動脈が見つけにくい時の対処

▷ 椎骨動脈は，前述のとおり血管が細く，深部に走行していることなどから描出が難しくなることも多い。下記に，いくつかの対処法を紹介する。

椎骨動脈の起始部からの描出

▷ 鎖骨下動脈から分岐する椎骨動脈を描出する。

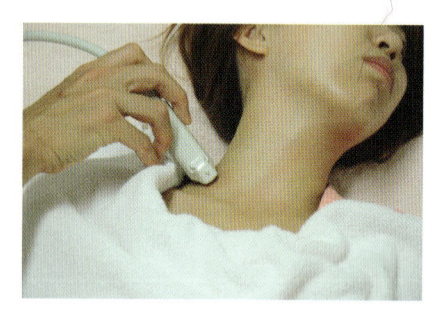

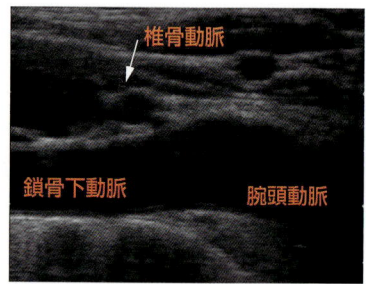

カラードプラの調整

▷ 深い深度に合わせてカラードプラの調整を行う。

- ▶ カラーゲインはやや高めにする。
- ▶ PRFを低く設定する。
- ▶ ROIを小さめに設定する。
- ▶ ROIの角度補正をつけ過ぎない。

E. 頸動脈エコーの基本走査

ここは注意！　椎骨動脈

▶ 椎骨動脈は細い血管なので，頸の角度によっては血流が滞ってしまう場合がある．狭窄様のパルスドプラ波形を認めたら，頸の角度を変えて確認する．

適正な角度

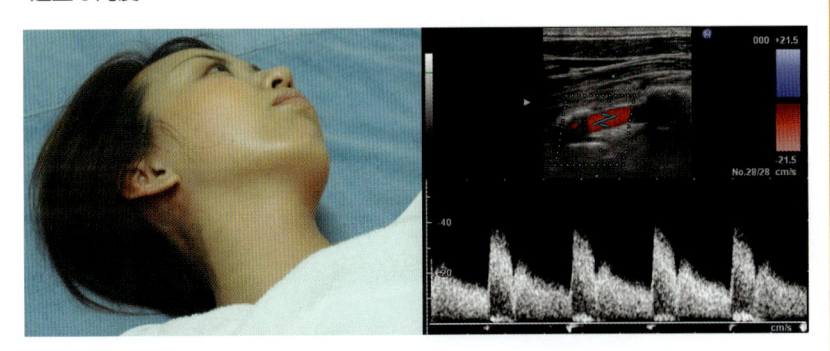

頸を傾け過ぎた場合

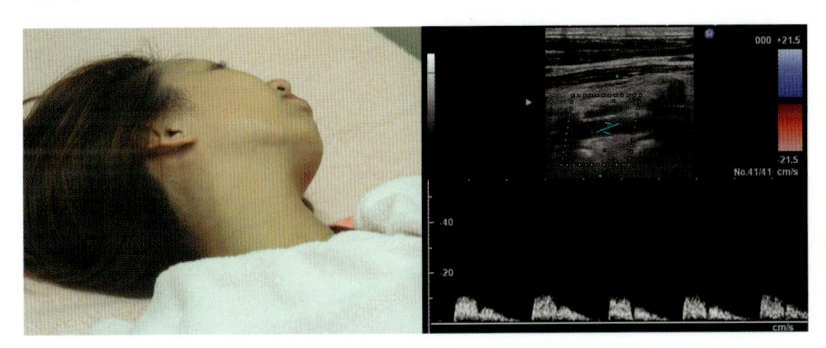

▶ 頸を傾け過ぎたせいで椎骨動脈の血流が停滞ぎみとなり，遠位部の狭窄を疑う血流波形となってしまった．

F. 頸動脈エコーの計測

①内膜中膜複合体厚　IMT（Intimal-Media-Thickness）

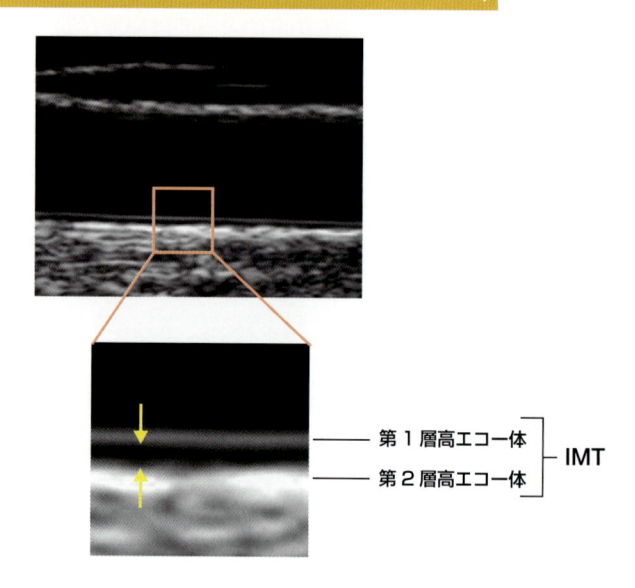

― 第1層高エコー体　┐
― 第2層高エコー体　┘IMT

▷ 頸動脈エコーでは，IMTの厚さで被検者の動脈硬化の指標とすることが多い。1.1mm以上の厚さがあった時，プラーク（plaque）という評価になり，動脈硬化している場所と判断する。

▷ プラークの性状は，大きく4つに分類される。
 1. 等エコープラーク
 2. 高エコープラーク
 3. 低エコープラーク
 4. 潰瘍型プラーク

▷ リスクが高いものは**低エコープラーク**と**潰瘍型プラーク**であり，後に血栓となりやすいので注意が必要である。逆に等エコープラーク，高エコープラークは形状的に安定しており，血栓となるようなリスクは比較的少ない。

F. 頸動脈エコーの計測

▷ 等エコープラーク

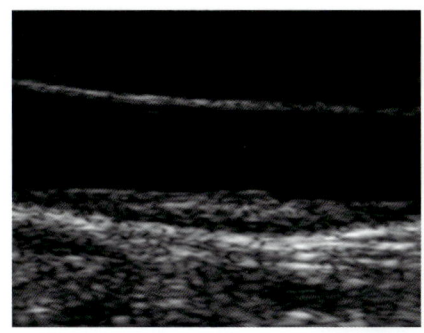

▷ 高エコープラーク

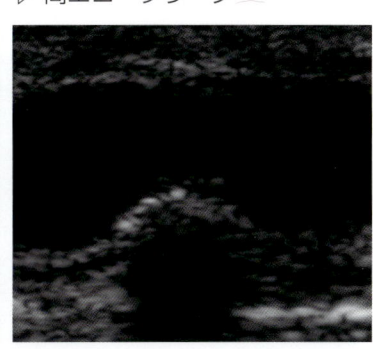

▷ 低エコープラーク
矢印の部分が低エコープラークである。横に並ぶ高エコープラークとのエコーレベルの違いがある。カラードプラを使用しないと，見逃しの危険性が高い。

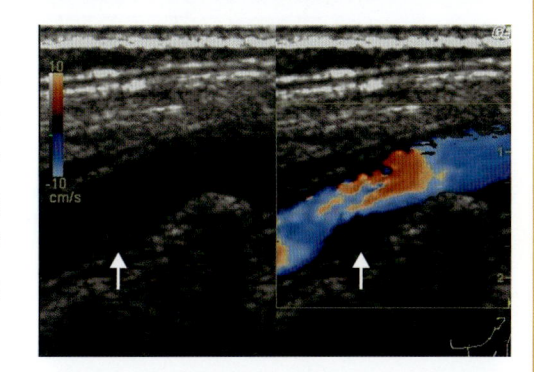

▷ 潰瘍型プラーク
矢印の部分が潰瘍である。すでに血栓として剥がれたか，あるいは今後血栓を作る場所となりやすいので，注意が必要である。

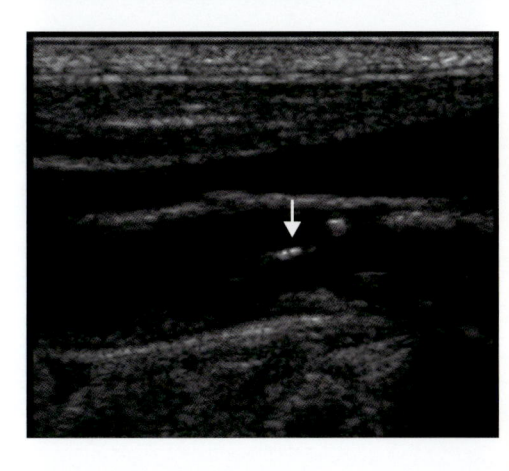

F. 頸動脈エコーの計測

②プラークの計測

▷ プラークの大きさを計測するには，プラークの最も厚い部分の断面を描出することが大切である。短軸断面と長軸断面の両方で確認するとより精度が上がる。

短軸走査の計測

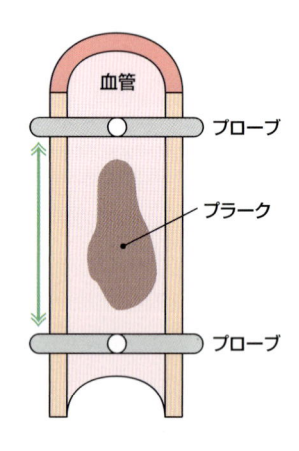

短軸走査を上から見た図

短軸走査では，プラークの上をスライドすることにより，最も厚い部分を把握しやすい．その反面，全体的なプラークの性状や広がりを描出することが難しい．

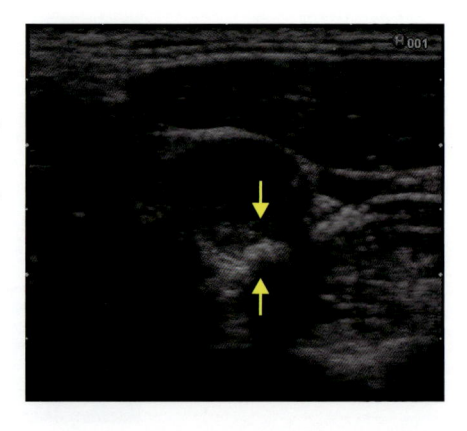

F. 頸動脈エコーの計測

長軸走査の計測

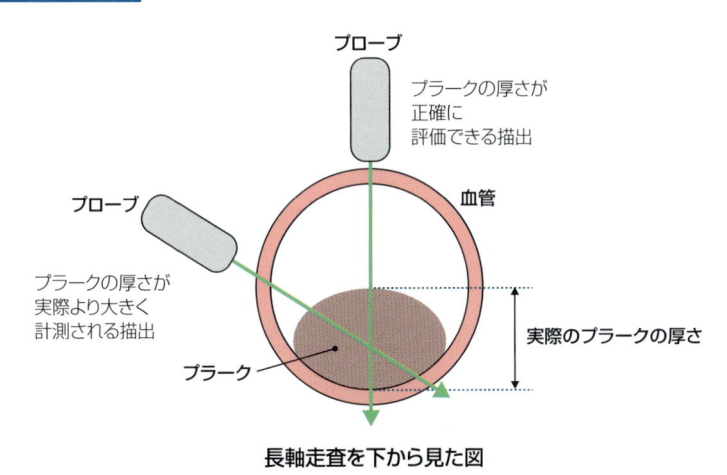

プローブ
プラークの厚さが正確に評価できる描出

プローブ
プラークの厚さが実際より大きく計測される描出

血管
プラーク
実際のプラークの厚さ

長軸走査を下から見た図

長軸走査では，プラークの性状や広がりがうまく描出される．その反面，実際のプラークとは異なる大きさでも描出されるので，短軸断面で最大厚の部分を確認しておくことが大切である．

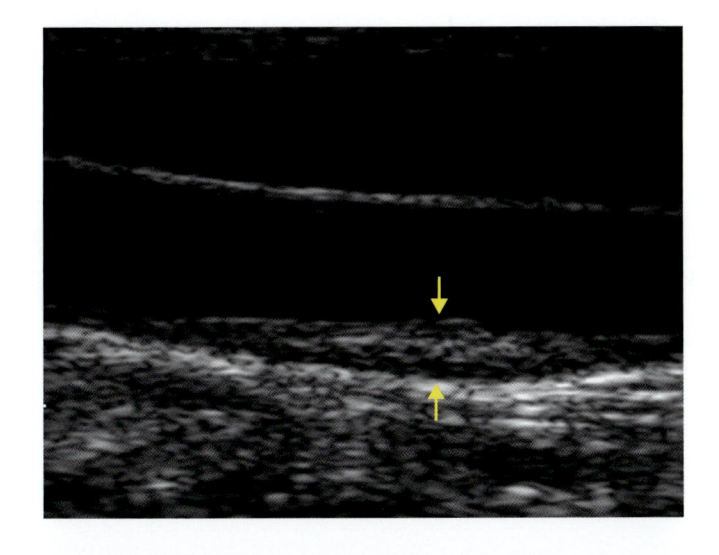

F. 頸動脈エコーの計測

③狭窄率

NASCET
ECST
面積法

ECST
面積法

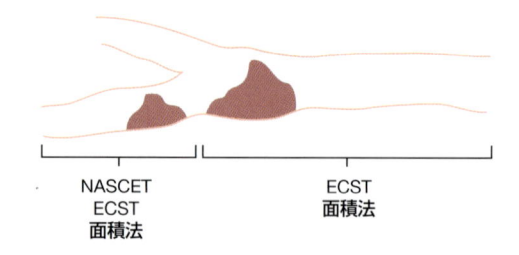

NASCET法 (North American Symptomatic Carotid Endarterectomy Trial)

（C−A）／C×100 　【%】

A：狭窄部の血管径
C：狭窄部より末梢側の血管径

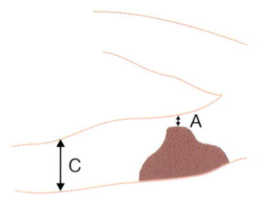

ECST法 (European Carotid Surgery Trial)

（B−A）／B×100 　【%】

A：狭窄部の血管径
B：狭窄部の予想血管径

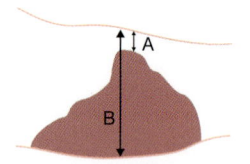

面積法

（B−A）／B×100 　【%】

A：狭窄部における残された面積
B：血管面積

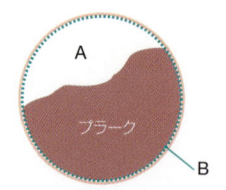

F. 頸動脈エコーの計測

狭窄率測定の選択

NASCET法

▷ 内頸動脈の狭窄率測定に有用である。内頸動脈は，分岐部から末梢側に向かって少しずつ細くなっていく。

▷ NASCET法は，末梢の血管径に対してどのくらいの狭窄を認めるかを判断するものである。末梢側の血管径よりも，狭窄部の血管径が小さい時に利用できる。

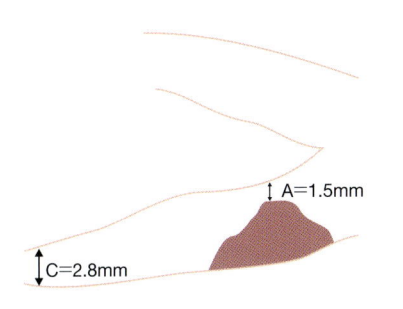

A=1.5mm
C=2.8mm

C＞A：末梢側の血管径よりも，狭窄部の血管径が小さい．

■公式

（C−A）／C×100 【％】

左の例を計算すると，
（2.8−1.5）／2.8×100＝47％

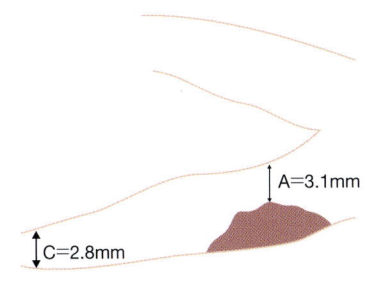

A=3.1mm
C=2.8mm

C＜A：末梢側の血管径よりも，狭窄部の血管径が大きい．

公式［（C−A）／C×100 【％】］をあてはめると，負の数値になるので使用できない．Cに流入する血流量が維持できる径が残っているので，Aの狭窄の程度はあまり高くないと判断できる．

F. 頸動脈エコーの計測

NASCET法の実際の使い方

▶ NASCET法では，狭窄部の血液の流れている径と，狭窄部からより深部の血管径によって計算されるため，1画面上で計測することは難しい．2画面表示を用いて，各々の断層像を描出して計測するとよい．

① 左画面に狭窄部より深部のICAを描出し，その血管径を計測する（☞下図C）．
　※できるだけ深部の血管を描出することがポイントである．
② 右画面に，狭窄部においてまだ血液の流れている部分の血管径を計測する（☞下図A）．
③ 公式（C−A）／C×100［%］に当てはめると，狭窄率が求められる．ほとんどの装置で，この計算を行う機能が装備されている．

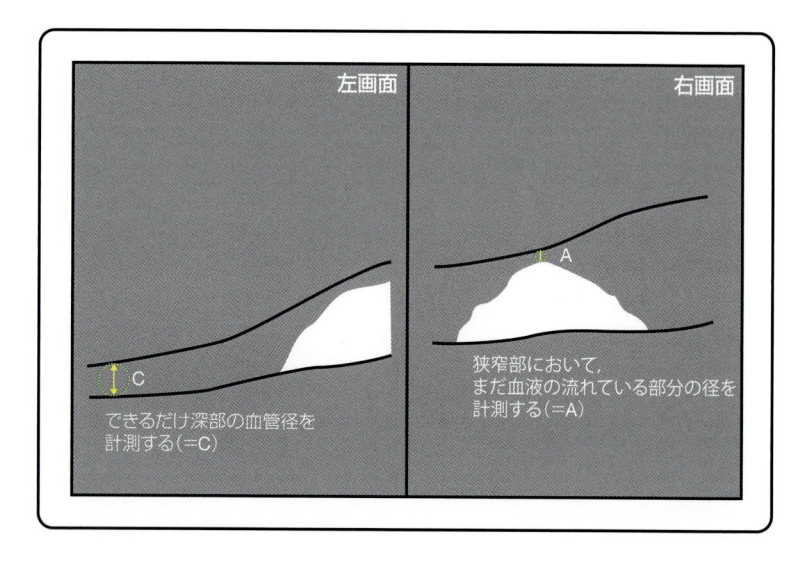

左画面　　　　　　　　　　　　　　　　　右画面

C
できるだけ深部の血管径を
計測する（＝C）

A
狭窄部において，
まだ血液の流れている部分の径を
計測する（＝A）

ECST法

▶ 総頸動脈，内頸動脈，外頸動脈の狭窄に用いられる．

▶ 適切な描出（下図①）が求められ，短軸断面と合わせて狭窄部を判断するのが望ましい．

▶ 長軸断面の血管径を用いた狭窄率の計測は，描出された断面が直接数値となるので，超音波が入射された場所により計測値が異なってしまう（下図②）．このことは，NASCET法でも同様なことがいえる．

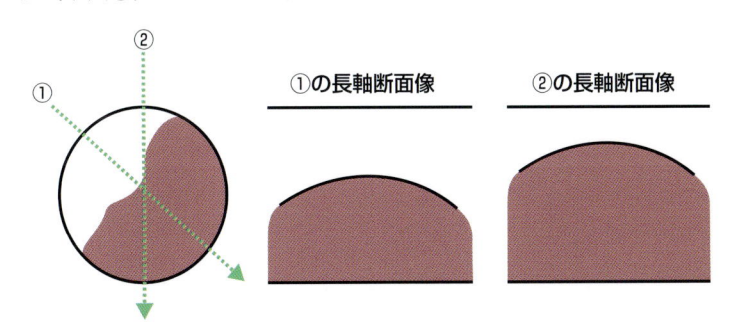

面積法

▶ 総頸動脈～内・外頸動脈での狭窄率計測に用いる．

▶ 短軸断面を正円形に描出することが大切で（下図①），斜め（楕円形に描出）の断層像で計測すると誤差を生じる（下図②）ので注意を要する．

▶ 蛇行している血管や，深部に向かって走行する内頸動脈を短軸断面で正円形に描出することには困難が伴う．NASCAET法やECST法を併用し，両方で計測しておく．

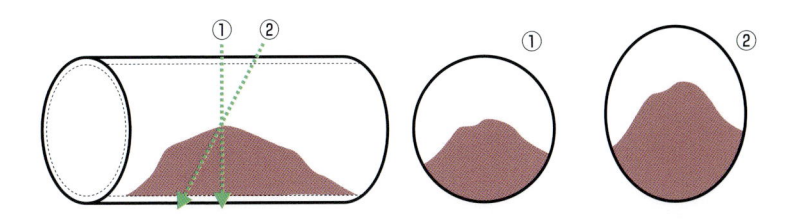

MEMO

2. 下肢動脈エコー

A	下肢動脈エコーの解剖と描出のポイント	46
B	パルスドプラとカラードプラ	50
C	病変の評価法	54
D	下肢動脈エコーの基本走査	57

下肢動脈エコー検査の目的

▶ 下肢動脈の内腔に『狭窄（狭くなる）』や『閉塞（詰まる）』が起こると，その部分の血流が減少し，末梢側の潅流圧は低下して虚血となる．虚血状態は創治癒の遅れや痛みをもたらし治療が必要になる．

▶ 下肢動脈エコーで大切なことはまず，治療が必要な病変はあるのか？それはどこにどのようにあるのか？　をみることである．つぎに，治療に際し事前に提供すべき情報を検索することと，術後評価に必要な情報をみることである．

①下肢動脈における狭窄・閉塞を評価する

▶ 狭窄の程度
　☞ 見た目で50％程度の狭窄は末梢側の潅流に影響しない。
　☞ 血管径法や面積法での狭窄率と，ドプラ法で流速比・最高流速を計測し，総合的に有意狭窄かどうかを評価する。

▶ 病変部の位置と長さ（血管内治療の際に必要な情報）
　☞ 病変の位置は中枢側の血管分岐部からどのくらい離れているか（たとえば，浅大腿動脈分岐部から末梢側10cmの位置　など）を計測する。

☞ 病変長については，狭窄の場合は病変部の中枢側の壁肥厚の偏曲点から末梢側の偏曲点までの頭足方向の長さ，閉塞の場合は中枢側の閉塞機転から末梢側の再開通部分（カラー信号が表示される部分）までの長さを計測する。

▶ 狭窄・閉塞の性状

☞ 病変部の性状は治療方針に関わるため所見に付加する必要がある。動脈硬化性の病変はある程度のエコー輝度を呈し，エコーレベルは不均一である。それに対し，血栓性の病変は低エコーであり，可動性の所見を呈することに注意する。

②術前に役立つ情報をみる

▶ 閉塞病変部の中枢端・末梢端の形状

☞ 血管内治療上，病変部の中枢端・末梢端に凹凸がある方がワイヤー先端を病変部に進めやすい。所見に一言付加するとよい。

▶ 病変部より末梢側の血流状態

☞ 病変部よりも末梢側（下流区域）の血流状態は治療方針に関わるので開存しているかどうかを確認しておく。

▶ 穿刺部や吻合部の血管の性状

☞ グラフトには人工血管や自己の表在静脈を使用する。

☞ 人工血管および静脈グラフトの吻合部や血管内治療の穿刺部に著しい石灰化を認めた場合は所見に記載する必要がある。

▶ 静脈グラフトの性状

☞ 外科的血行再建術における静脈グラフトに使用する血管は，ある程度の長さと太さが必要である。また採取する手技の都合から，通常は自己健常側の大伏在静脈を使用する。そのため，術前にグラフトに使用する血管の性状をみておく必要がある。

☞ 血管の性状に拡張や狭小化，瘤化，石灰化，壁肥厚を認めるものは使用できない。

☞ 大伏在静脈の走行にはバリエーションがある。通常は，足の内側を足首から鼠径部まで走行する。

③治療後に必要な情報
▶ **ステント内およびステントエッジの狭窄や閉塞**
　☞ 血管内治療によりステントを留置した場合，ステント内腔の再狭窄や再閉塞の有無を確認するとともに，ステント近位部と遠位部に狭窄や解離がないか確認する。
▶ **人工血管や静脈グラフト内腔と吻合部の狭窄や閉塞**
　☞ 外科的血行再建術については，人工血管や静脈グラフト内腔の狭窄や閉塞の有無を観察する。
　☞ 吻合部は近位部より遠位部の方が血流速度が遅いため，遠位部の狭窄の有無に注意が必要である。

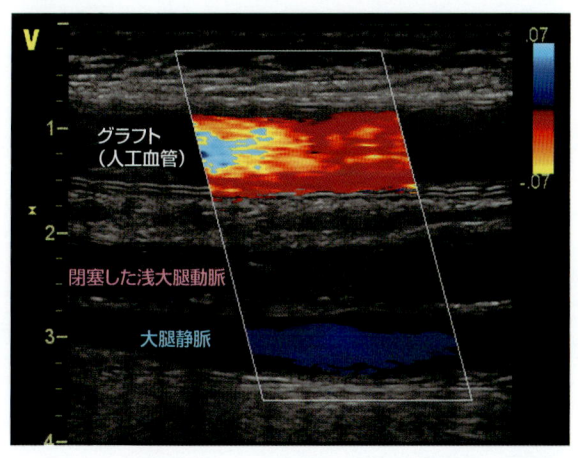

グラフト（人工血管）のエコー像
浅大腿動脈は閉塞しているためカラー信号は表示されていない．グラフト内は下肢動脈の血流方向（遠ざかる血流を赤に設定）のカラー表示である．

A. 下肢動脈エコーの解剖と描出のポイント

腸骨動脈領域

大腿・膝窩動脈領域

下腿領域

① ② CIA
③ IIA
  EIA
④
  CFA 鼠径靱帯
⑤
SFA
PFA
内転筋管
⑥
下行膝窩動脈
Pop A
⑦ ⑪
PTA
⑧
PeA
ATA
⑨ ⑩

―――― 動脈
------ 静脈

①～⑪ 47～49頁のエコー画像の
プローブ位置と向き

略語の詳細はiv～v頁の
「本書で使用している血管名称の略語集」を参照

A. 下肢動脈エコーの解剖と描出のポイント

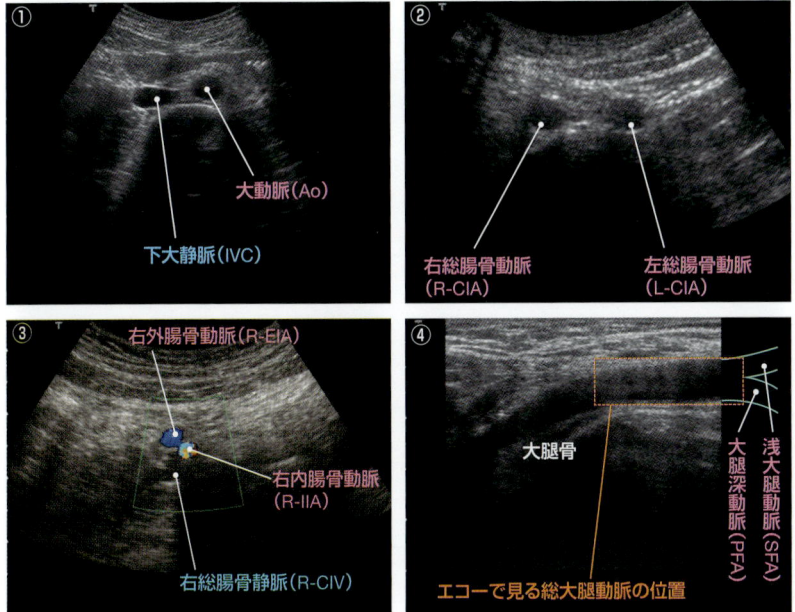

① 大動脈(Ao) / 下大静脈(IVC)

② 右総腸骨動脈(R-CIA) / 左総腸骨動脈(L-CIA)

③ 右外腸骨動脈(R-EIA) / 右内腸骨動脈(R-IIA) / 右総腸骨静脈(R-CIV)

④ 大腿骨 / 浅大腿動脈(SFA) / 大腿深動脈(PFA) / エコーで見る総大腿動脈の位置

▷ 血管のオリエンテーションは短軸走査で行い,観察は長軸走査で行うようにすると効率的である。

▷ 表示方向については,短軸走査は画面に向かって左側が被検者の右側,長軸走査は画面に向かって左側が被検者の中枢側になる。

▷ 外腸骨動脈は鼠径靭帯直下から総大腿動脈となるが,鼠径靭帯自体はエコーで描出できないため,鼠径部長軸走査にて血管が画面向かって左深部から体表方向へ走行してきた位置(大腿骨の画面上部)から大腿深動脈の分岐直上まで(**エコー画像④**)を総大腿動脈とする。

▷ 浅大腿動脈は内転筋管を通り膝窩動脈に移行するが,内転筋管はエコーでは描出されないので,そのやや末梢側の位置で分岐する下行膝窩動脈を描出し,そこから膝窩動脈とする(**エコー画像⑥**)。

A. 下肢動脈エコーの解剖と描出のポイント

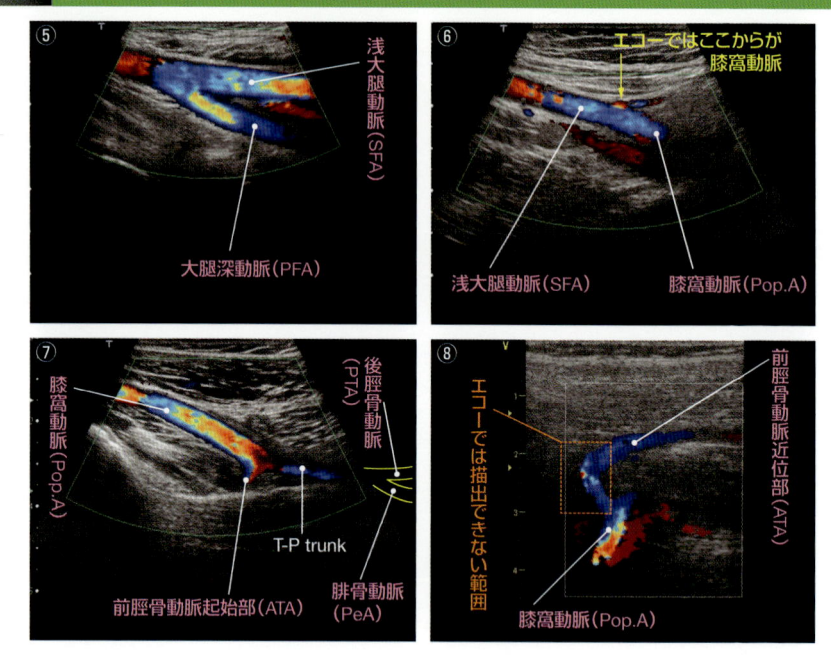

⑤ 浅大腿動脈(SFA) / 大腿深動脈(PFA)

⑥ エコーではここからが膝窩動脈 / 浅大腿動脈(SFA) / 膝窩動脈(Pop.A)

⑦ 膝窩動脈(Pop.A) / 後脛骨動脈(PTA) / T-P trunk / 前脛骨動脈起始部(ATA) / 腓骨動脈(PeA)

⑧ 前脛骨動脈近位部(ATA) / エコーでは描出できない範囲 / 膝窩動脈(Pop.A)

▷ 膝裏縦走査（**エコー画像⑦**）では下腿三分枝の分岐部が描出される。膝窩動脈から6時方向に前脛骨動脈と3時方向にT-P trunk（Tibio-Peroneal trunk：脛骨・腓骨動脈主幹部）が分岐する。

▷ 前脛骨動脈起始部は，膝の後方で膝窩動脈から分岐後下腿の前面へ走行する。それまでの数cmは通常は描出できない（**エコー画像⑧**の赤枠内）。

▷ 前脛骨動脈は足背動脈へ移行する。膝下内側の位置で後脛骨動脈と脛骨動脈の分岐部が描出できる（**エコー画像⑪**）。

▷ 後脛骨動脈は脛骨に沿って内側を走行し，内果の後側を通り足底動脈とつながる。

A. 下肢動脈エコーの解剖と描出のポイント

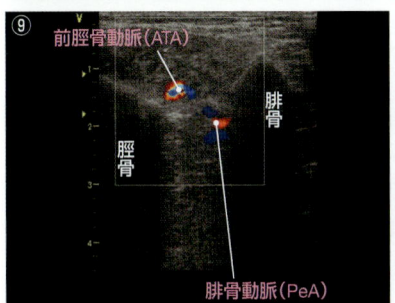

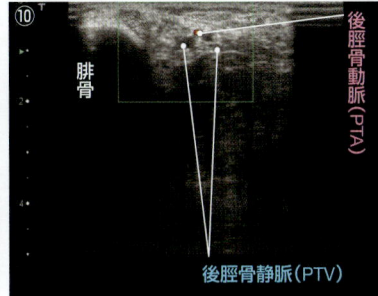

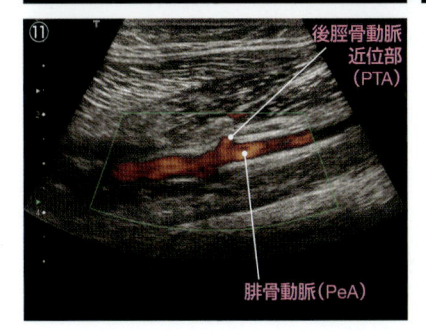

⑨ 前脛骨動脈(ATA) / 腓骨 / 脛骨 / 腓骨動脈(PeA)

⑩ 後脛骨動脈(PTA) / 腓骨 / 後脛骨静脈(PTV)

⑪ 後脛骨動脈近位部(PTA) / 腓骨動脈(PeA)

ポイント

▶ 下肢血管の描出では,部位や血管の走行に合わせてプローブの種類(コンベックス,リニヤ,バーチャルコンベックス)とドプラの種類(カラードプラ,パワードプラ)を使い分けよう.

▶ 検査時には,被検者の足全体がくまなく観察できるように下着一枚になってもらい,観察していない部分はバスタオルなどで覆うようにすると作業がしやすい.

▶ 下肢動脈虚血の患者さんは冷えると足に痛みを感じるので,検査室の温度調節には十分配慮したい(上記のようにバスタオルで覆うなど,保温に努める工夫も必要である).

B. パルスドプラとカラードプラ

▷ パルスドプラとカラードプラを併用し，病変の予測と確認を繰り返しながら検査を進める。

パルスドプラによる評価

▷ **狭窄率の評価**：パルスドプラ計測による流速比や加速血流速度血管径法・面積法により総合的に評価する（付録参照）。
▷ **有意病変の予測**：下肢動脈を3領域に分け，各領域の中枢側と末梢側でパルスドプラ計測を行い，それらの波形の変化を読み取る。
中枢側で正常波形，末梢側で異常波形が計測されたら，その計測位置2点間には有意病変の存在が強く疑われる。

ポイント

▶ 中枢側に有意病変がある場合，そこより下流の領域は病変がなくともすべての計測位置で異常波形が計測される．このようなケースではパルスドプラ計測による有意病変の予測は困難であるため，カラードプラの直接描出のみで評価を行わざるを得ない．

カラードプラによる評価

▷ カラードプラを使用し信号の消失や途絶，また狭窄部に発生する加速血流によるモザイク信号（折り返し現象の信号）を観察することで，閉塞・高度狭窄を診断する。

B. パルスドプラとカラードプラ

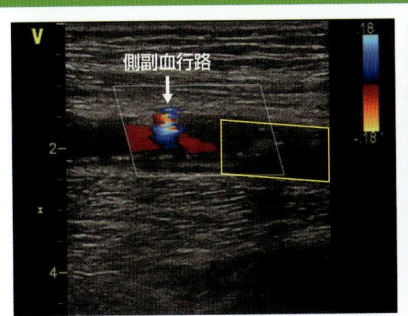

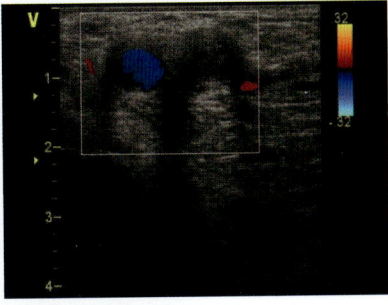

閉塞（カラー信号の消失や途絶）

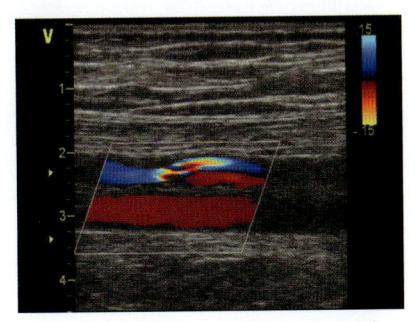

狭窄（加速血流によるモザイク信号）

▷ 血管内腔が血栓や動脈硬化により閉塞し血流がないと，そこにはカラードプラ信号は表示されない。

▷ 閉塞の超音波診断を行う時に注意することは，観察しているカラードプラのスケールである。カラースケールが高いと遅い血流には信号が出にくくなるため，低く調整し直して，もう一度カラー信号が表示されないことを確認する。

▷ 血管内腔が狭くなるに従って，そこを通過する血流は加速する。加速した部分のカラー信号は明るい色もしくは順行性に設定した色とは逆の色が表示される。実際はその部分は乱流なのでモザイク信号が表示される。

B. パルスドプラとカラードプラ

パルスドプラ波形の読み方

正常波形
▷ 二相性以上で，ピークのある逆流成分を有する。
▷ **最高流速：50～100cm/秒程度**
▷ **加速時間：2桁代（ms）**

▷ 心室収縮期の後，順行性に流れた血流（第1相波：順行性成分）は大動脈弁閉鎖直後に少し逆流する（第2相波：逆行性成分）。血管の弾性により心室収縮期に発生した大きな流れは血管壁や血流に伝播しながら，末梢側へ流れる（第3相，第4相波）。

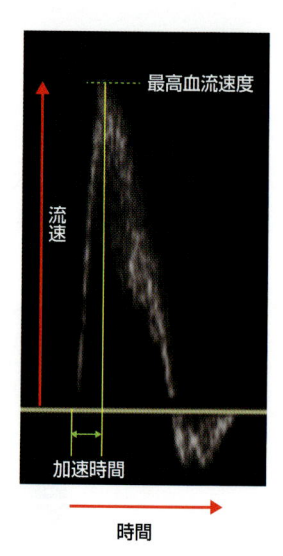

▷ 典型例ではないが，以下のような波形も正常である。

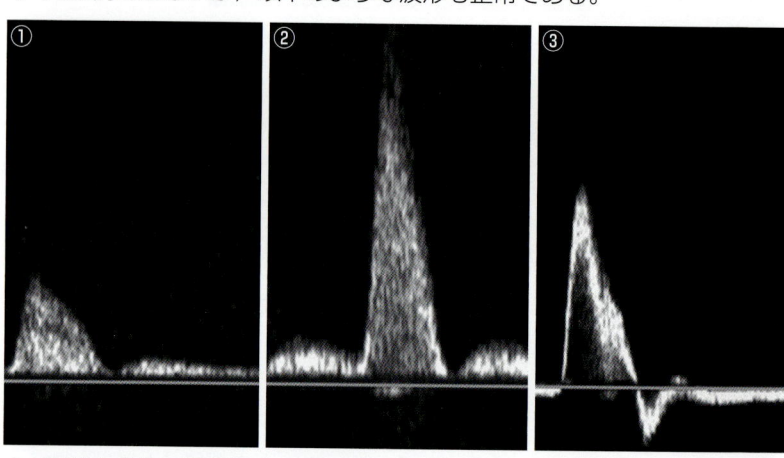

① ② ③

▷ 順行性成分に深い切れ込みがある波形（①②）や，逆行性成分に持続が見られるもののピークを伴う波形（③）は，正常波形である。

異常波形

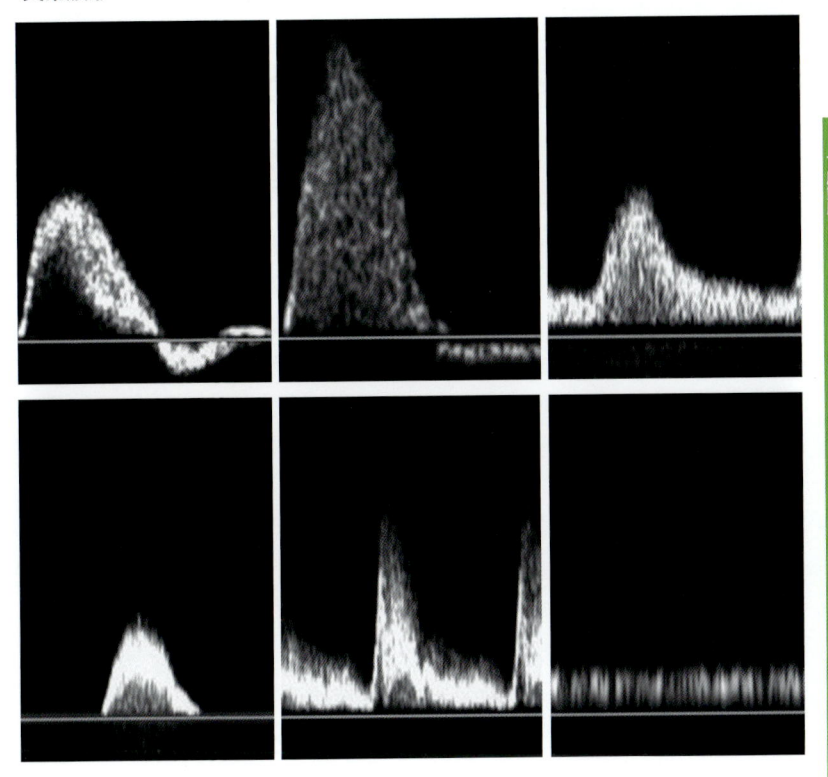

▷ ピークを有する逆流成分を伴うが加速時間が 3 桁に達する波形，逆流成分にピークがない波形，逆流成分が消失した波形は中枢側に有意病変の存在を強く疑う。
▷ 低流速は近位末梢側に閉塞がある可能性がある。順行性成分にピークがない波形（定常流）は下腿でみられる所見で側副血行路からの供血が示唆される。

C. 病変の評価法

狭窄が多発している場合

▷ 狭窄が近接して複数箇所ある場合，中枢側の高度狭窄が末梢側の血流に影響するため，加速血流速度自体での評価はできなくなる。その場合，各々の狭窄率にこだわらず，下流領域（狭窄多発部が腸骨動脈領域ならば総大腿動脈，浅大腿動脈ならば膝窩動脈）でのパルスドプラ波形パターンの変化で上流領域の病変の程度を評価する。

▷ 下腿領域（below knee：BK）の末梢側で計測するパルスドプラ波形（77，79頁参照）では閉塞や狭窄がなくとも逆流成分がみられない場合がある。血管エコーにおけるパルスドプラの逆流成分は計測位置より末梢側の血流の貯留状態に影響され，このため計測位置より中枢側に病変がない場合でも正常波形として表示されないことがある。

下腿領域の評価

▷ 下腿領域は血管径が細く，直径法や面積法で狭窄率を評価することは難しいため，狭窄度の評価には流速比を使用する。

▷ 狭窄がびまん性にある場合，各々の狭窄度を評価することには意味はなく，主に閉塞があるかどうかを観察する。

ステント留置後

▷ カラードプラを併用しながらステント内の閉塞や狭窄を観察する。
▷ ステントエッジの中枢側を近位端,末梢側を遠位端とし,両側端の狭窄や解離(血管壁の乱れ)を観察する。

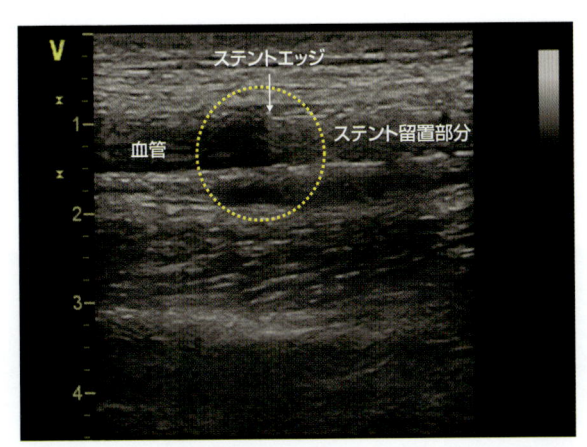

留置したステントのエコー像

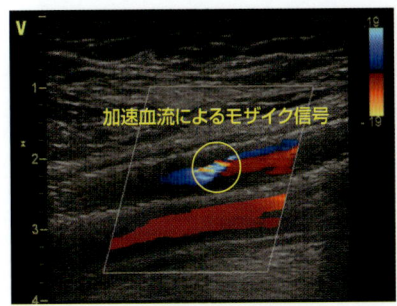

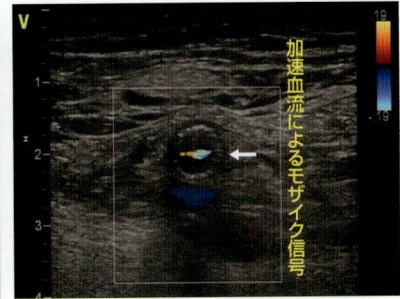

ステント内狭窄(加速血流による折り返し現象)

C. 病変の評価法

びまん性に石灰化がある場合

▷ 糖尿病などメンケベルグ型の動脈硬化では，血管全域で石灰化を認める。

▷ 超音波の特性上，石灰化部分にはエコーが通らず音響陰影となる（たとえ血流があってもカラードプラ信号は表示されない）。

▷ このような時は，音響陰影で描出不良の前後（中枢側と末梢側）でパルスドプラ計測を行い，最高流速の計測や波形の変化を観察し，見えない部分の病変を予測する（下図参照）。

びまん性に石灰化している際のパルスドプラ計測

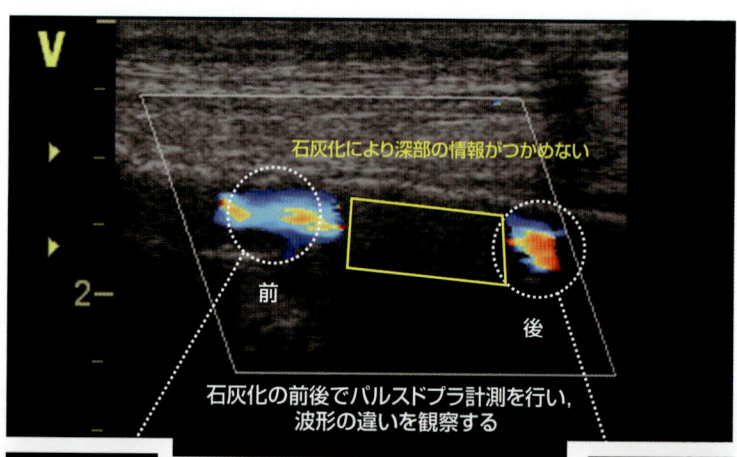

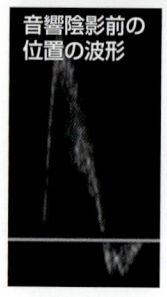

石灰化により深部の情報がつかめない

前　　後

石灰化の前後でパルスドプラ計測を行い，
波形の違いを観察する

音響陰影前の位置の波形

音響陰影後の位置の波形

音響陰影の前後で
波形パターンが変化しているため，
音響陰影部分には
有意病変の存在が強く疑える．

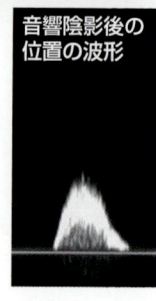

D. 下肢動脈エコーの基本走査

下肢動脈エコー検査の走査手順

....掲載頁
① 腸骨動脈領域 58
  1） 総大腿動脈の観察とパルスドプラ計測... 58
  2） 腸骨動脈の観察とパルスドプラ計測 62
② 大腿-膝窩領域 68
  1） 浅大腿動脈の観察と追及 68
  2） 膝窩動脈の観察... 72
③ 下腿領域... 76
  1） 前脛骨動脈と後脛骨動脈の観察 76
  2） t-p trunkから腓骨動脈と後脛骨動脈の起始部の観察 82
  3） 足背動脈と後脛骨動脈末梢部の観察 85

D. 下肢動脈エコーの基本走査

①腸骨動脈領域

1) 総大腿動脈の観察とパルスドプラ計測

短軸走査

▷ 総大腿動脈，浅大腿動脈と大腿深動脈の分岐位置および分岐方向を確認する。

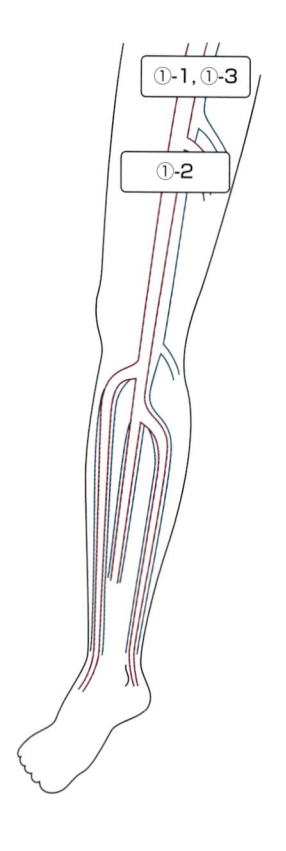

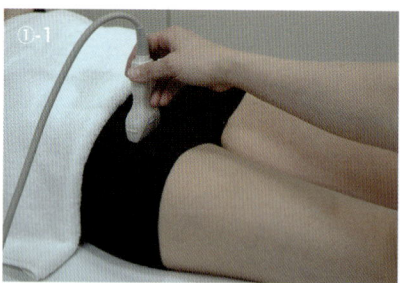

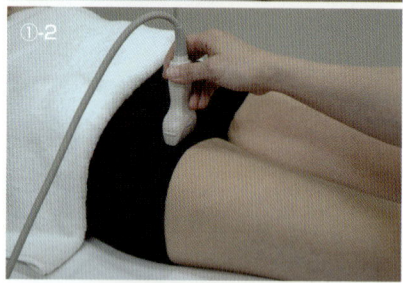

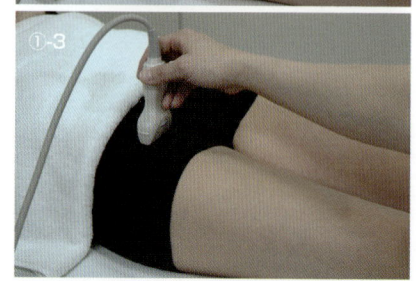

D. 下肢動脈エコーの基本走査

ポイント

▶ 浅大腿動脈と大腿深動脈の分岐が前後方向ではなく左右方向の場合がある（バリエーション）．長軸方向で浅大腿動脈を観察する時に間違わないよう注意を要する．

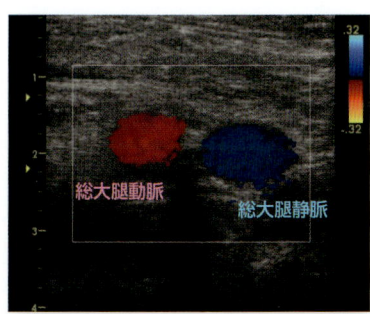

①-1 鼠径部にプローブを当て，左右方向に並ぶ2つの血管腔を描出する。総大腿動脈と総大腿静脈の鑑別は，圧迫してつぶれる方が静脈である。カラー信号の有無から閉塞を診断する。

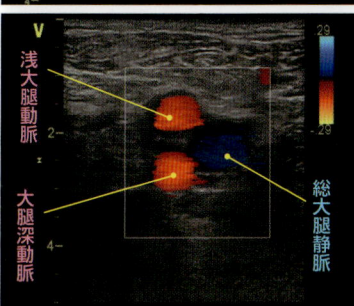

①-2 総大腿動脈の位置を正確に同定するため，浅大腿動脈と大腿深動脈の分岐部が①-1よりも足側（①-2）に位置することを確認する。描出されるはずの血管が閉塞している場合や外科的血行再建後は特にオリエンテーションをつけることが難しいので①-1と①-2の走査は大切である。

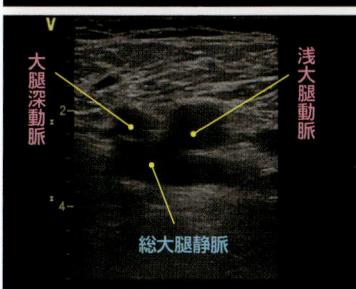

①-3 浅大腿動脈と大腿深動脈の短軸像は通常，画面の上下に描出されているが，左図においては画面の左右方向に描出されている。

D. 下肢動脈エコーの基本走査

長軸走査

▷ 総大腿動脈でパルスドプラ計測を行う。

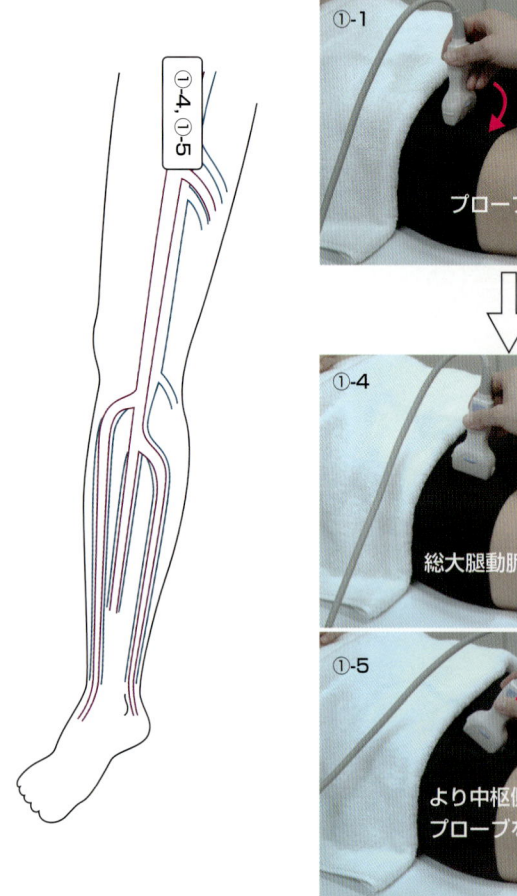

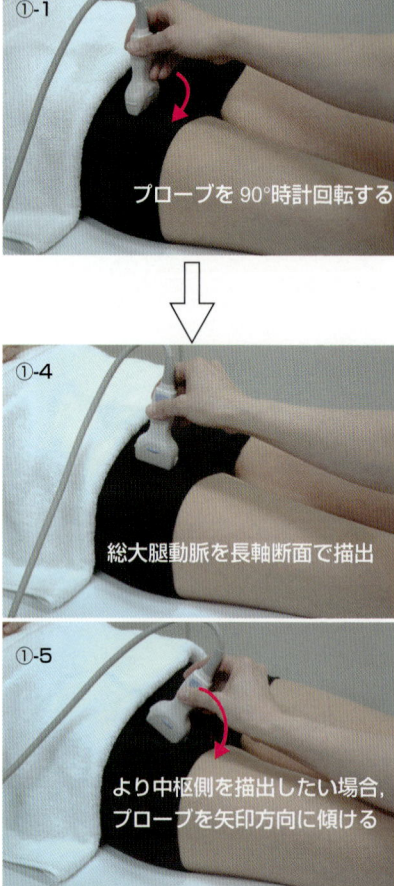

①-1 プローブを90°時計回転する

①-4 総大腿動脈を長軸断面で描出

①-5 より中枢側を描出したい場合，プローブを矢印方向に傾ける

D. 下肢動脈エコーの基本走査

ポイント

▶ 長軸スライド走査をする際，プローブの滑りが良くないと観察する血管を見失って，その血管の同定からやり直しになってしまうことがある．

▶ 効率よく観察を進めるために，スライド走査を始める前にその血管の走行に合わせてゼリーを塗っておく．

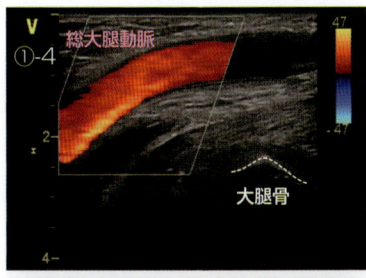

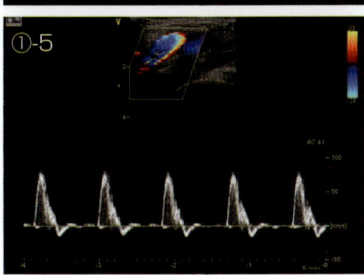

①-4 ①-1 の総大腿動脈短軸像を時計方向へ 90°回転させて，総大腿動脈の長軸像を描出する。

①-5 プローブの下端を支点にして上端を浮かすように傾け走査すると，総大腿動脈がより中枢側まで描出されるようになる。この走査を加えることで，パルスドプラを計測するためのビームの方向と血管走行（血流）との角度が近づき補正角度を小さくできる（66 頁参照）。
カラー信号の途絶や消失の確認を行い，病変部を認めたら追及できる範囲で中枢端を観察する。

D. 下肢動脈エコーの基本走査

2）腸骨動脈の観察とパルスドプラ計測

短軸走査

▷ 左右の総腸骨動脈の閉塞，内外腸骨動脈の閉塞および内腸骨動脈と外腸骨動脈の分岐部や分岐方向を確認する。

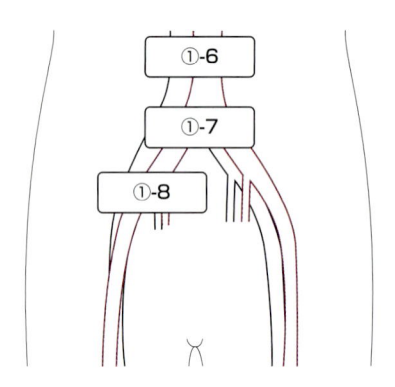

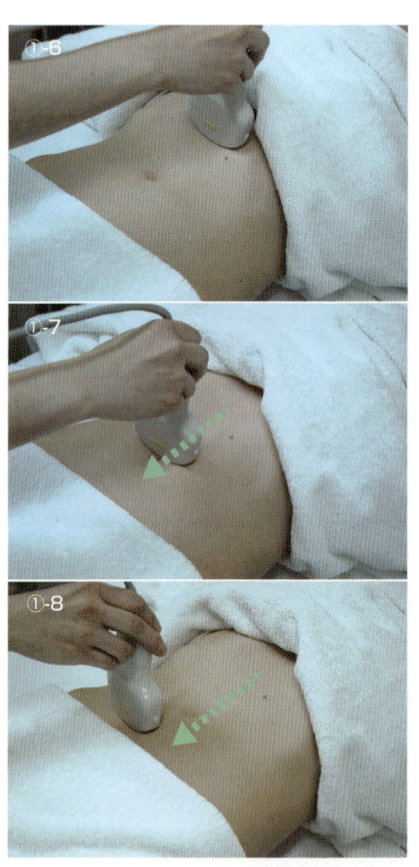

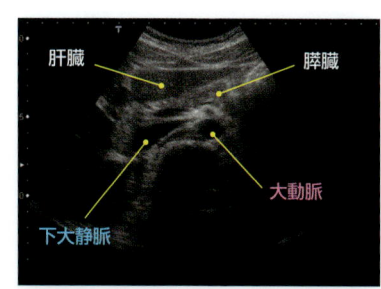

D. 下肢動脈エコーの基本走査

[画像: 腹部大動脈短軸像]
肝臓／膵臓／大動脈／下大静脈

①-6 腹部大動脈瘤・大動脈解離の確認をする。大動脈内腔のflapの有無や，大動脈瘤の観察はサイズと形状（紡錘状・嚢状）が必要である。カラードプラを使用してカラー信号の消失や欠損から腹部大動脈の閉塞や狭窄を診断する。

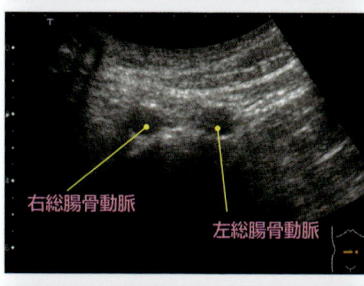

[画像: 腸骨動脈像]
右総腸骨動脈／左総腸骨動脈

①-7 腸骨動脈瘤と，カラードプラの併用で腸骨動脈の閉塞・狭窄やそれに伴う側副血行路を観察する。Bモードでみる血管腔にカラー信号が充満すること（閉塞・狭窄），本幹の走行以外に描出される血流信号（側副血行路）に注意する。

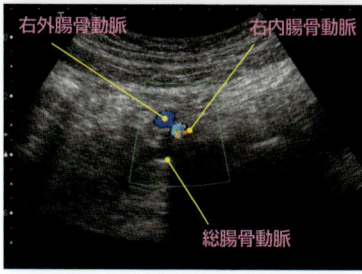

[画像: 内外腸骨動脈分岐部短軸像]
右外腸骨動脈／右内腸骨動脈／総腸骨動脈

①-8 短軸像をゆっくり足側へスライド走査すると，描出されていた2つの血管腔（総腸骨動脈と総腸骨静脈）は内外腸骨動脈分岐部で3つの血管腔に描出される。内腸骨動脈は内側に分岐する。分岐する方向も確認しておくとよい。

D. 下肢動脈エコーの基本走査

長軸走査

▷ 総腸骨動脈・内外腸骨動脈の分岐部・外腸骨動脈の閉塞および狭窄を診断する。各ポイントでパルスドプラ計測を行う。

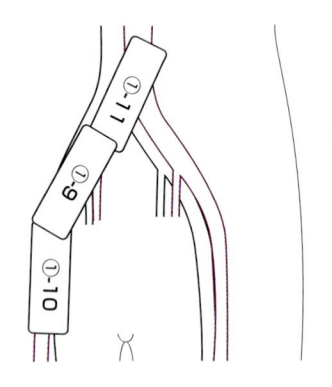

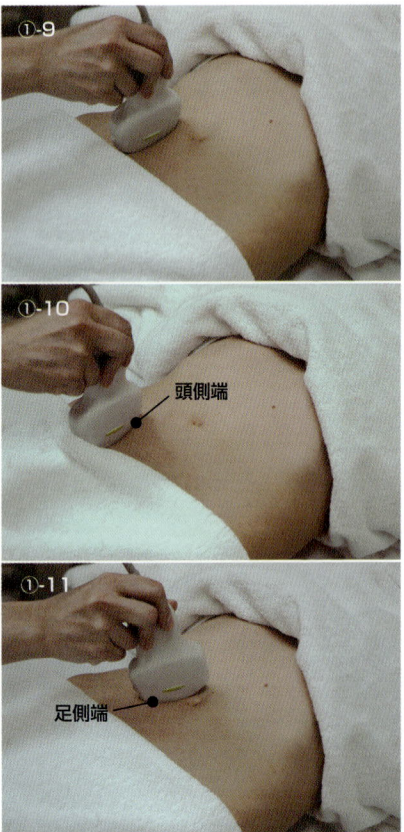

D. 下肢動脈エコーの基本走査

＊：内腸骨動脈分岐部，▲：パルスドプラ計測位置

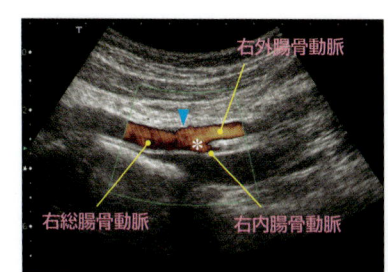

①-9　①-8（63頁）で同定した内外腸骨動脈分岐部の位置でプローブを90°時計方向回転する。観察はカラーを使用しながら行う（血管が横行するため写真はパワードプラを使用）。分岐部のやや中枢側でパルスドプラ計測を行う。

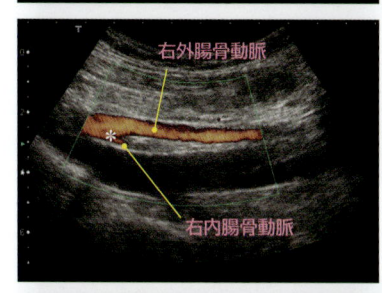

①-10　①-9の長軸走査を足側へスライド走査すると外腸骨動脈が観察できる。プローブの頭側端をやや押しつけながらスライドすると外腸骨動脈が追及しやすくなる。カラー信号の消失やモザイク信号に注意する。

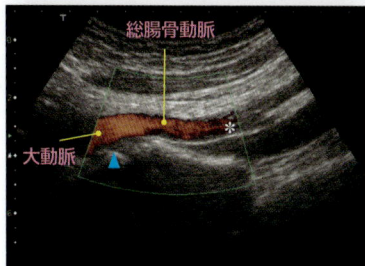

①-11　①-9からプローブの足側端をやや押しつけながら頭側へ少しスライド走査すると腹部大動脈から総腸骨動脈が観察できる。カラー信号の途絶やモザイク信号に注意し，分岐部よりやや中枢側でパルスドプラ計測する。

D. 下肢動脈エコーの基本走査

長軸傾け走査

▶ カラードプラ使用時やパルスドプラ計測を行う際，血管走行と超音波ビームとが作る角度は小さい方がよい．プローブを傾けることにより適切にドプラを使用することができる．

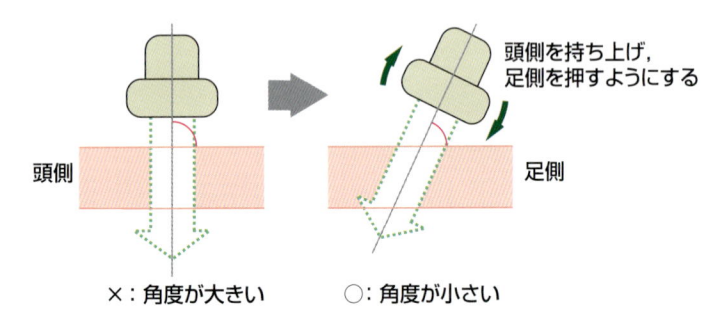

頭側を持ち上げ，足側を押すようにする

頭側　　　　　　　　　　　　　　　　足側

×：角度が大きい　　　〇：角度が小さい

▶ 傾け走査なし：カラードプラがうまくのらない

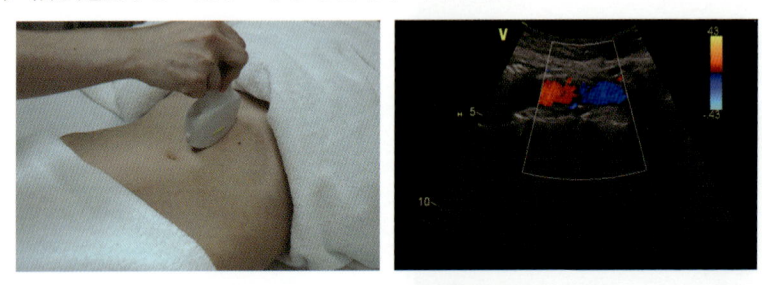

▶ 傾け走査あり：カラードプラはきれいにのる

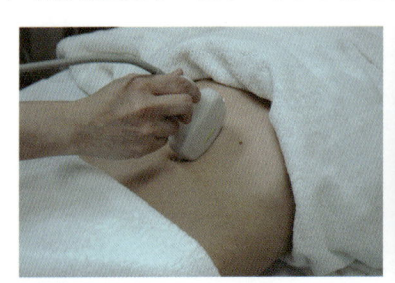

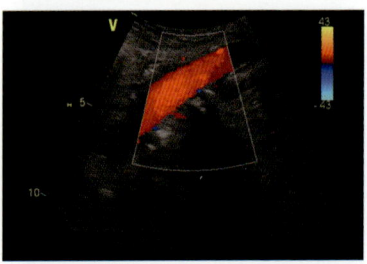

D. 下肢動脈エコーの基本走査

左右総腸骨動脈分岐部の描出のポイント

▶ 腹部大動脈は臍の位置で左右総腸骨動脈に分岐する．短軸走査で腹部大動脈から総腸骨動脈分岐部を観察する時，臍部分にプローブが当たると超音波が欠損して影ができる．

▶ プローブを少し傾けて左（もしくは右）から走査すると，分岐部近傍の描出が良好になる．

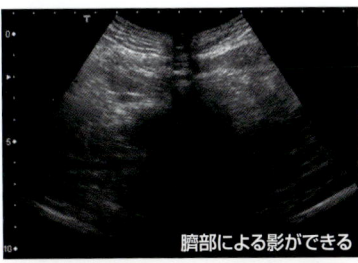

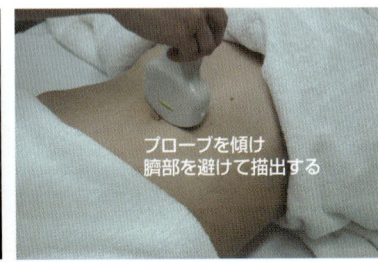

末梢側からの内外腸骨動脈分岐部の同定

▶ 腸骨動脈領域で腹部のガスのため描出が難しい場合，末梢側（足側）からの走査で同定する方法もある．

▶ 短軸走査で膀胱近傍に外腸骨動脈と外腸骨静脈を描出し，そのまま中枢側（頭側）へゆっくりスライド走査する．①-3（63頁）と同様に，内腸骨動脈・外腸骨動脈・総腸骨静脈が描出され分岐部が同定できる．

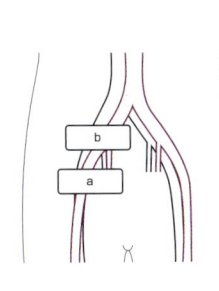

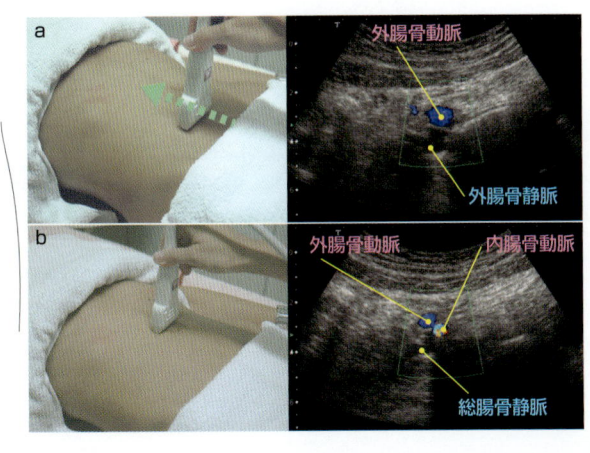

D. 下肢動脈エコーの基本走査

②大腿—膝窩領域
1）総大腿動脈の観察と追及

長軸走査

▷ 浅大腿動脈と大腿深動脈の分岐部から浅大腿動脈・膝窩動脈移行部までを，長軸走査でカラードプラを使用し，閉塞や狭窄を観察する。

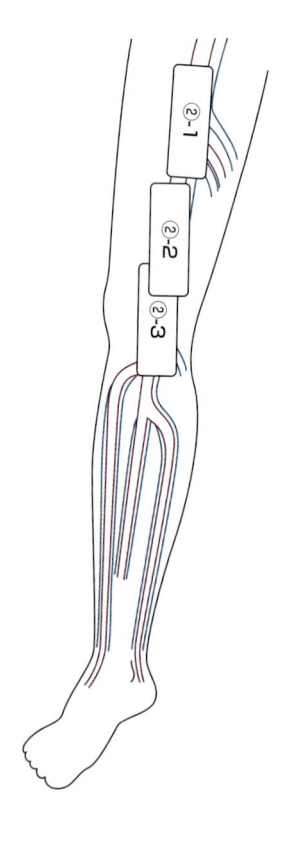

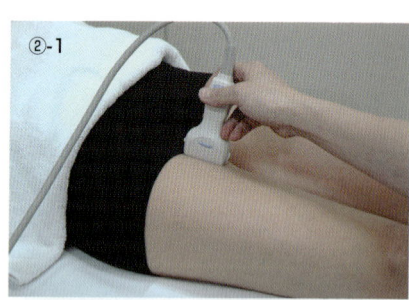

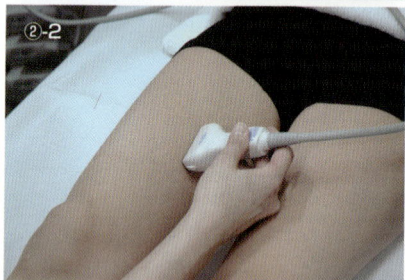

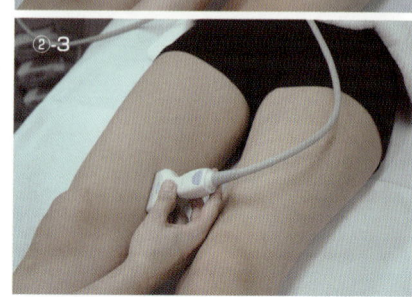

D. 下肢動脈エコーの基本走査

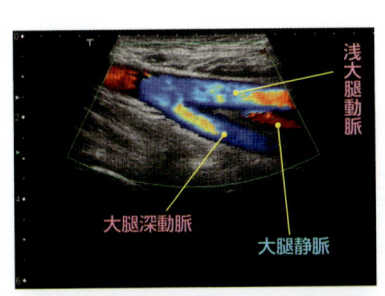

②-1 狭窄部を見つけやすくするため，この分岐部でカラードプラの色系統が統一されるようにレンジを調整する。大腿深動脈は浅大腿動脈閉塞時に側副血行路となるため，その場合に限り開存を確認しておく。

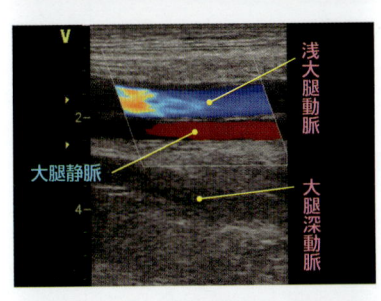

②-2 カラードプラを使用して長軸像を少しずつ膝方向へスライド走査する。2Dで見る血管腔にカラー信号が充満していること，狭窄部分に発生する加速血流によるモザイク信号に注意しながら観察する。

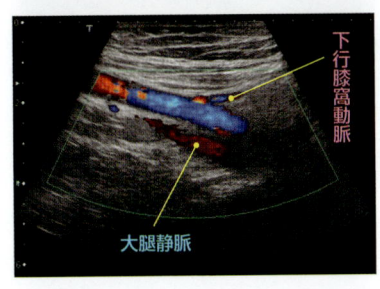

②-3 超音波検査では下行膝窩動脈分岐以下から膝窩動脈とする。分岐以下は血管が後方へ回りこむため，この走査方向からの描出は難しくなる。分枝は側副血行路にもなり得るので，病変部近傍の分枝の血流方向（カラー信号の色）にも注意して観察する。

D. 下肢動脈エコーの基本走査

短軸走査

▷ 浅大腿動脈の全体を長軸像で観察する。長軸像でのスライド走査が難しい場合は短軸スライド走査で観察する。

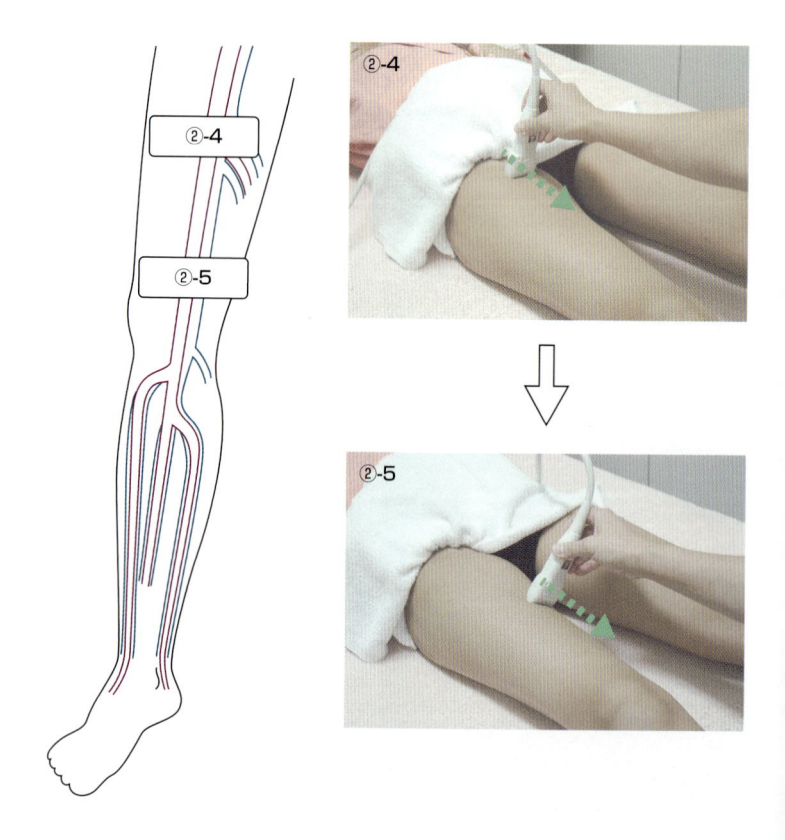

D. 下肢動脈エコーの基本走査

ポイント

▶ この走査方法では狭窄病変が判別しにくいことや，分枝（側副血行路や下行膝窩動脈）の分岐が同定しにくい等の欠点がある．浅大腿動脈の走行にある程度慣れたら，長軸スライド走査で観察できるように練習しよう．

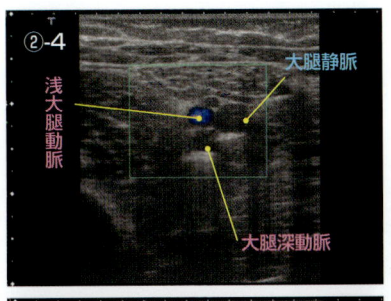

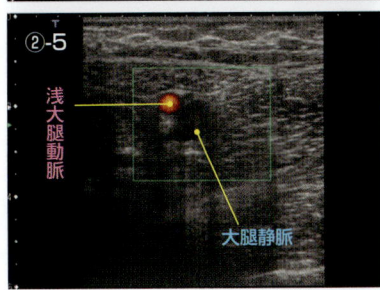

②-4
浅大腿動脈
大腿静脈
大腿深動脈

②-5
浅大腿動脈
大腿静脈

浅大腿動脈と大腿深動脈の分岐部を短軸像で同定したら，カラードプラを使用し，浅大腿動脈を画面中央に保持しながら，ゆっくりと膝方向へ短軸スライド走査を行う。
カラー信号の消失や信号が血管腔に充満していることに注意しながら観察する。

D. 下肢動脈エコーの基本走査

2）膝窩動脈の観察

長軸走査

▷ 膝の後方からの走査で膝窩動脈を観察し，パルスドプラ計測を行う。

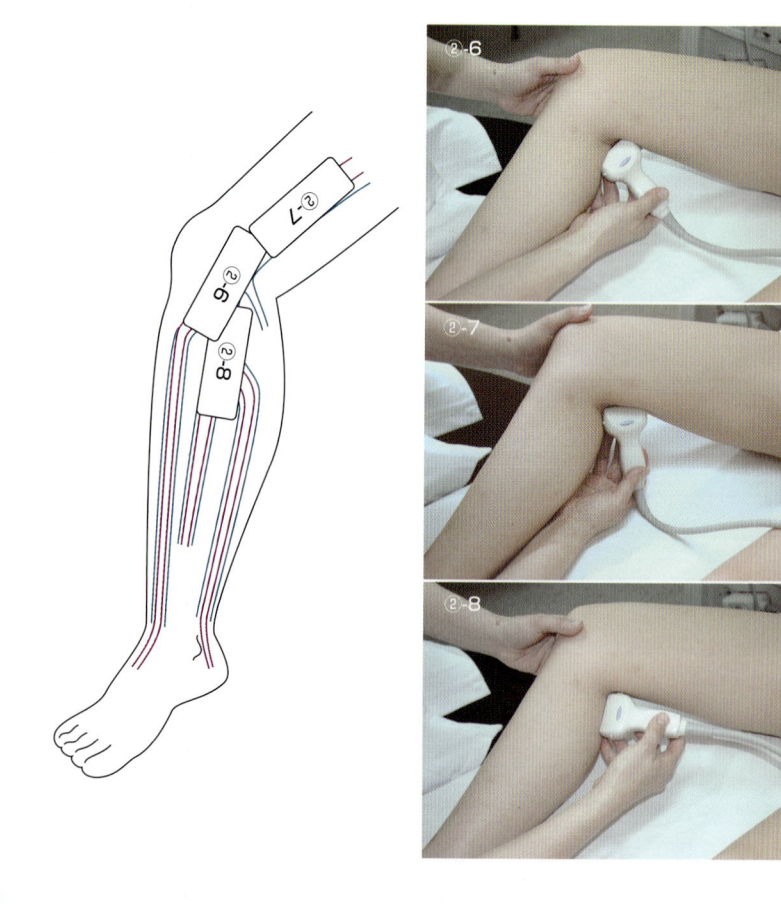

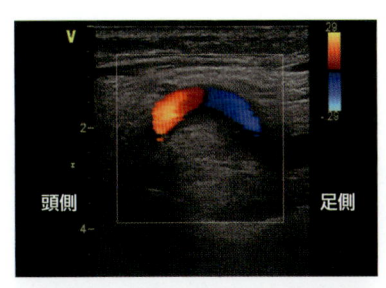

D. 下肢動脈エコーの基本走査

②-6 膝の裏側からの走査では,膝窩動脈は逆Uの字を呈する。体表に最も接近する位置を境に,プローブへ向かう血流と遠ざかる血流が観察できる。以下の走査はここを中心に行う。

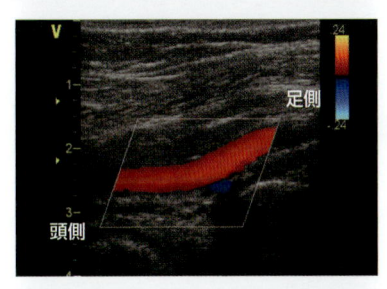

②-7 プローブを頭側へ傾けながら(75頁参照)少しスライド走査する。浅大腿動脈長軸スライド走査②-3(68頁)で追及できなかった範囲の観察を補う。

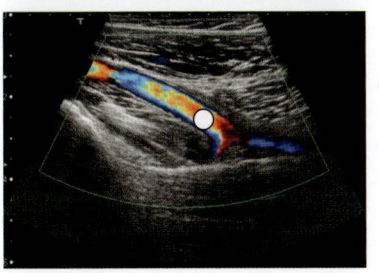

②-8 プローブを足側へ傾けながら少しスライド走査する。前脛骨動脈分岐直上の位置(○:サンプルポイント)でパルスドプラ計測を行う。

D. 下肢動脈エコーの基本走査

膝窩動脈走査時の体位

▶ 右膝窩動脈へのアプローチ

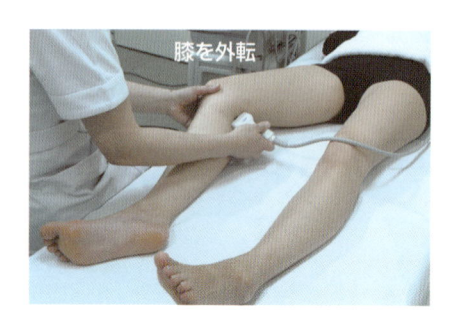

▶ 左膝窩動脈へのアプローチ

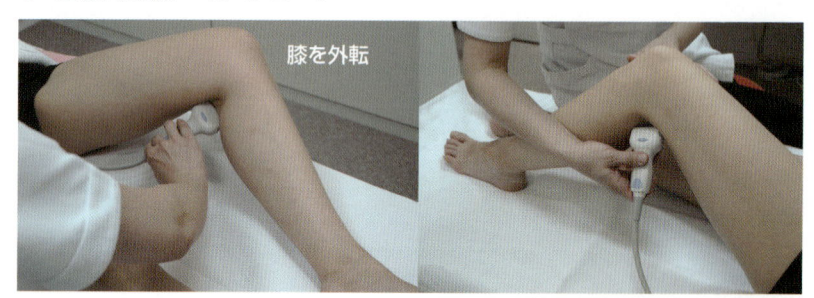

▶ 膝が外転できない時は，体全体を45°傾けてもらう（腰を浮かす程度でもよい）．

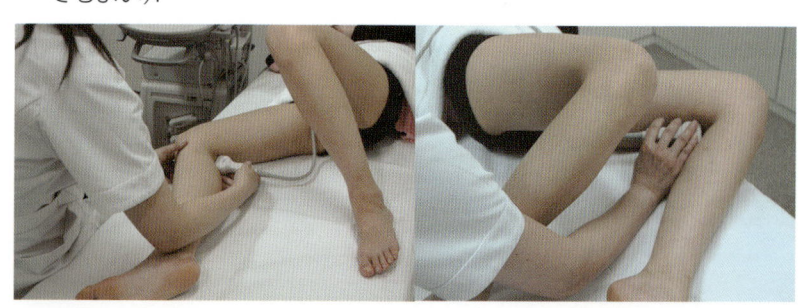

D. 下肢動脈エコーの基本走査

膝窩動脈の走行と描出

▶ 解剖上，膝窩動脈の走行は複雑であり，大腿の前方からの走査と膝の後方からの走査では，走行が異なって見える．前方からの走査で見える部分と，後方からの走査で見える部分の同定が難しいことがある．

▶ 後方からの走査で画面上方へ分岐する分枝が描出されることがあるが，これは前方からの走査で見える下行膝窩動脈とは違うものである．

▶ 前後両方向から丁寧に走査して，見落としのないように観察する．

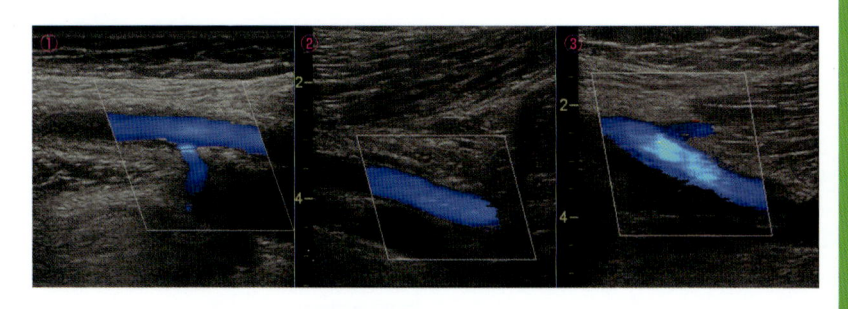

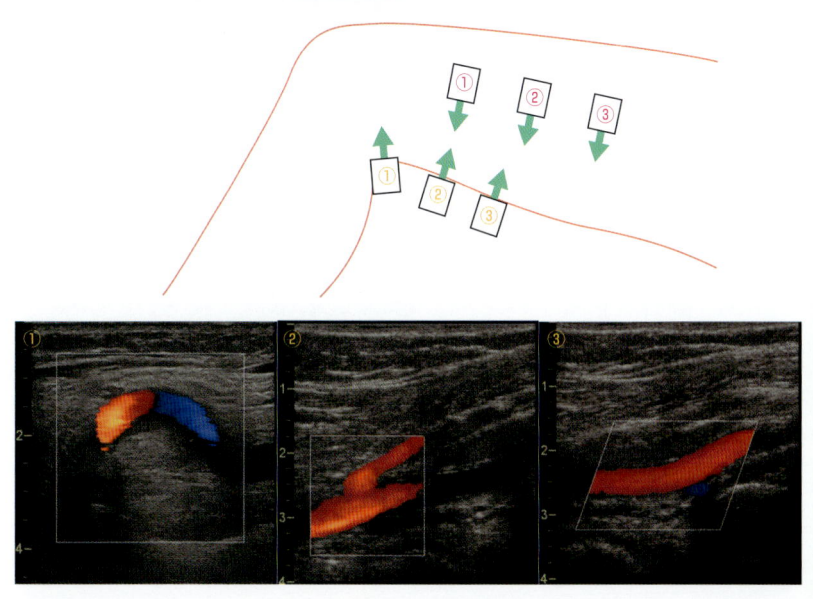

D. 下肢動脈エコーの基本走査

③下腿領域

1）前脛骨動脈と後脛骨動脈の観察

後脛骨動脈の観察

▷ 後脛骨動脈の同定を行い，末梢側の位置でパルスドプラ計測をする。

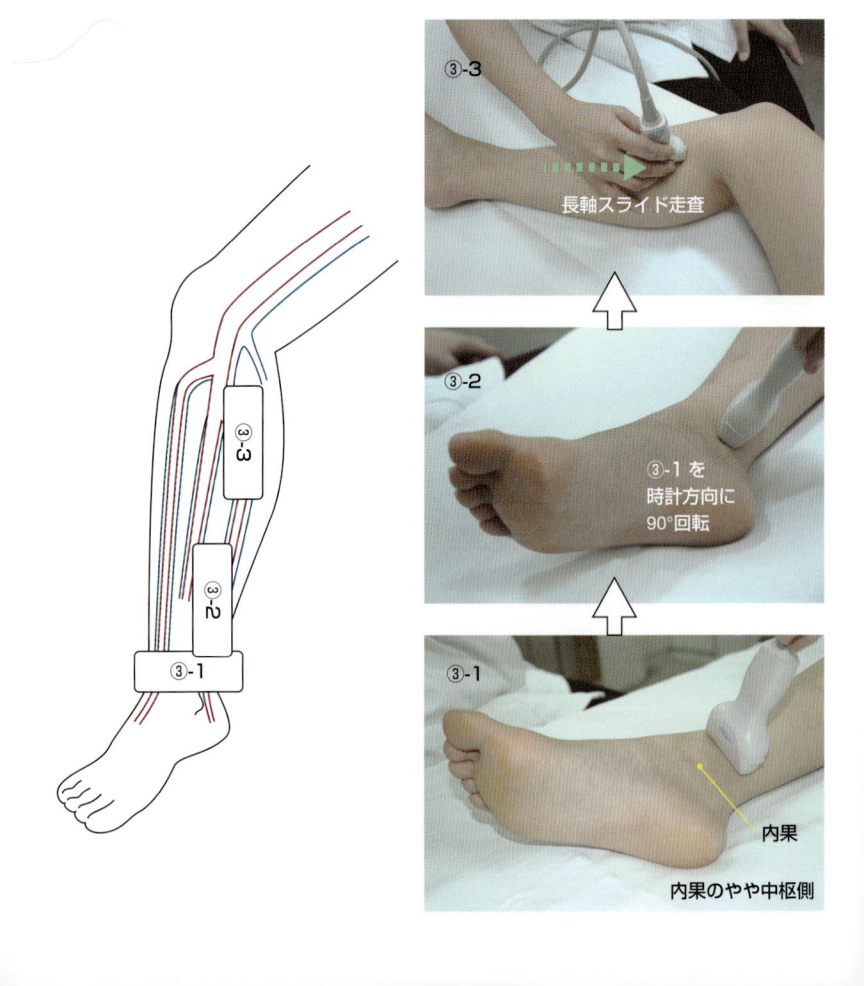

③-3 長軸スライド走査

③-2 ③-1を時計方向に90°回転

③-1 内果　内果のやや中枢側

D. 下肢動脈エコーの基本走査

ポイント

▶ 下腿の血管は細く，短軸走査（70 頁参照）では病変を見つけられない．長軸スライド走査は慣れないうちは難しく感じるが，繰り返し練習してしっかり習得しよう．

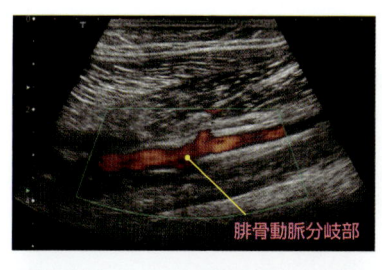

腓骨動脈分岐部

③-3 閉塞によるカラー信号の途絶や消失，狭窄部に発生する高速血流によるモザイク信号の有無を観察する．
長軸走査でカラードプラを使用しながら腓骨動脈との分岐部まで追及し観察する．

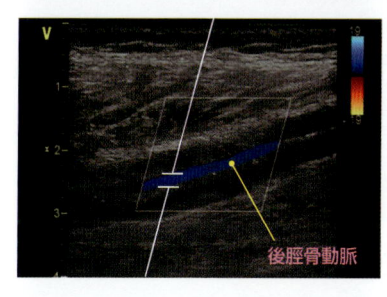

後脛骨動脈

③-2 後脛骨動脈末梢側の位置でパルスドプラ計測を行い，ドプラ計測位置よりも中枢側の病変の有無を予測する．

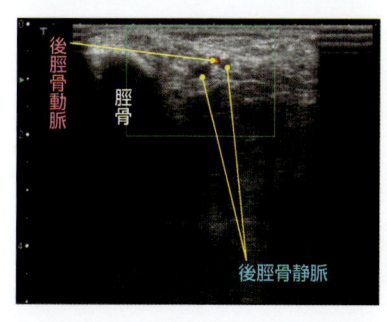

後脛骨動脈
脛骨
後脛骨静脈

③-1 内果のやや中枢側の位置で短軸走査を行い，脛骨とアキレス腱（エコーではわからない）の間に後脛骨動脈を同定する．下腿の動脈は静脈が2本伴走するので，動脈と静脈の鑑別方法としては，カラードプラを使用して拍動性に信号がみられるものは動脈，プローブで圧迫することにより内腔がつぶれるものが静脈と覚える．

D. 下肢動脈エコーの基本走査

前脛骨動脈の観察

▷ 前脛骨動脈を同定し，末梢側の位置でパルスドプラ計測をする。

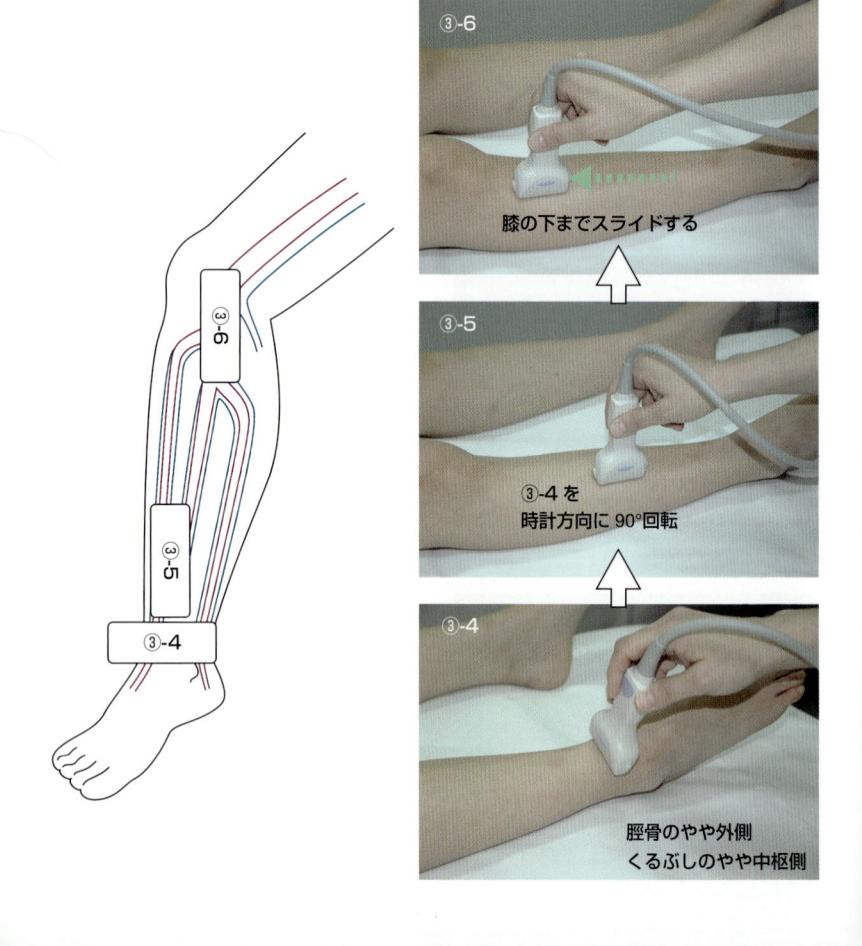

③-6 膝の下までスライドする

③-5 ③-4 を時計方向に 90°回転

③-4 脛骨のやや外側 くるぶしのやや中枢側

D. 下肢動脈エコーの基本走査

ポイント

▶ 前脛骨動脈閉塞時には，開存する腓骨動脈と間違いやすい．前脛骨動脈は体表方向へ走行し足背動脈へとつながり，腓骨動脈は深い位置へ走行し末梢側は筋肉枝となる．

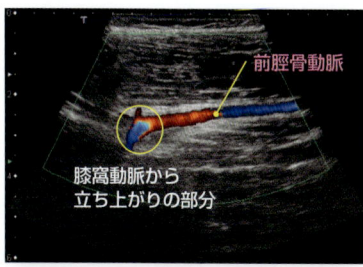

③-6 閉塞によるカラー信号の途絶や消失．狭窄部に発生する高速血流によるモザイク信号の有無を観察する。
長軸走査でカラードプラを使用し，膝の後方を走行する膝窩動脈から前脛骨動脈が前方へ立ち上がる部分まで観察する。

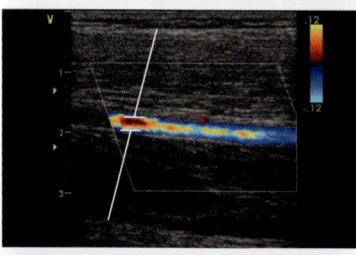

③-5 前脛骨動脈末梢側でパルスドプラ計測を行い，ドプラ計測位置よりも中枢側の病変の有無を予測する。

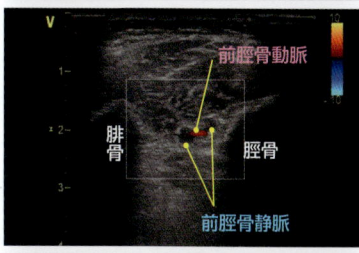

③-4 短軸走査で，脛骨と腓骨の間に前脛骨動脈を同定する。カラードプラを使用すると同定しやすい。

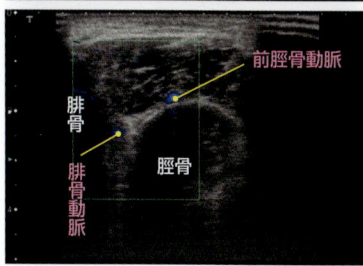

③-4 腓骨動脈の描出が良好な場合，その短軸像が前脛骨動脈の短軸像と並んで腓骨側に描出される。

D. 下肢動脈エコーの基本走査

前脛骨動脈—描出のコツ

▶ 前脛骨筋の発達具合や前脛骨動脈の走行によっては，超音波ビームの入射角度を調整すると血管の描出がよくなり長軸走査がしやすくなる．

▶ 超音波ビームの入射角度は長軸傾け走査で調整する．

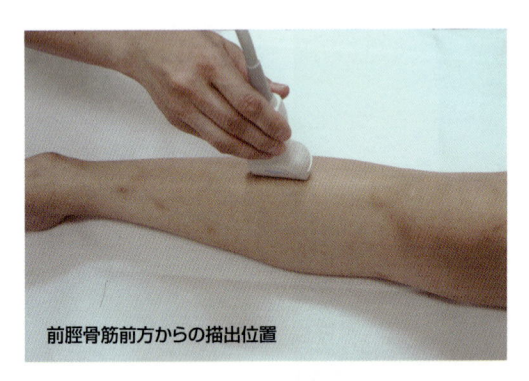

前脛骨筋前方からの描出位置

▶ 前方からの走査では前脛骨動脈までの距離が遠くなり，描出があまりよくない場合がある．長軸スライド走査の効率が悪くなる．

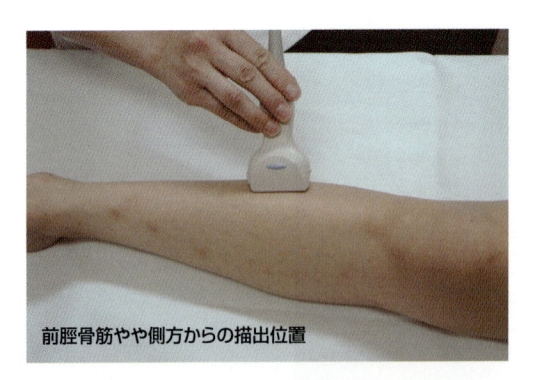

前脛骨筋やや側方からの描出位置

▶ やや側方からの走査にすると前脛骨動脈までの距離は近くなり，描出がよくなる．

D. 下肢動脈エコーの基本走査

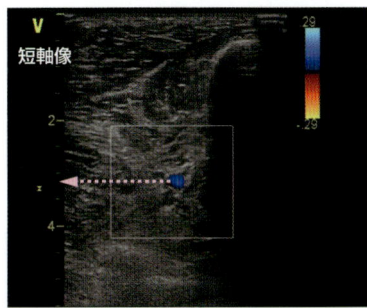

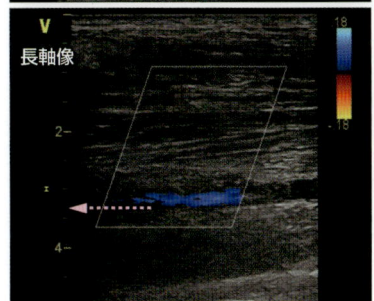

前脛骨筋前方からの描出像　　**前脛骨筋やや側方からの描出像**

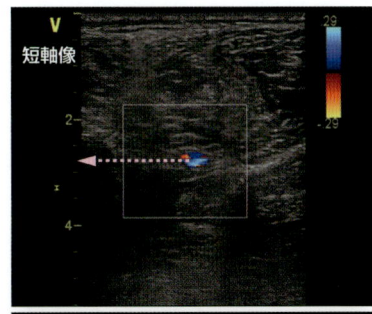

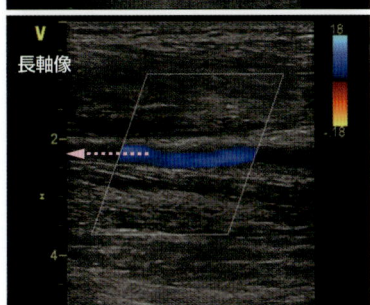

- プローブを前方から当てた時と，側方から当てた時では，描出像に違いが出る．
- 赤い矢印の先の目盛りが描出されている深さを示す．
- 側方から当てた方が浅く描出されることがよくわかる．
- 描出が深くなるとBモード画像だけでなくカラードプラ，パルスドプラの感度も落ちる．
- この領域に限らず，適切な深度に血管を描出することは，非常に大切である．

D. 下肢動脈エコーの基本走査

2）t-p trunk*から腓骨動脈と後脛骨動脈の起始部の観察

▷ t-p trunkから，腓骨動脈・後脛骨動脈各起始部を観察する。

▷ 膝窩動脈②-8（72頁）の走査からやや末梢側へスライド走査をして t-p trunkを描出する。

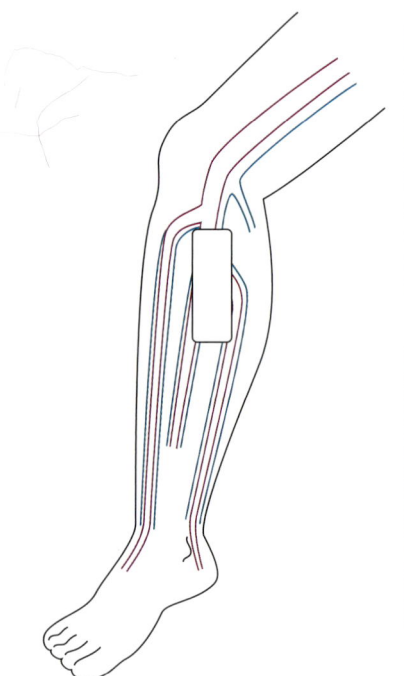

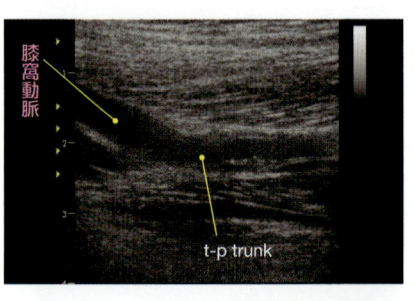

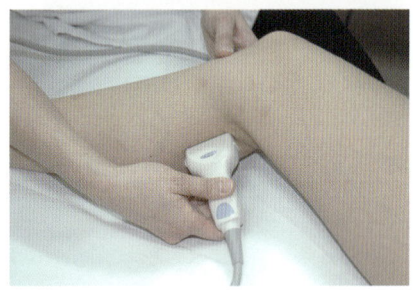

---

*t-p trunk：脛骨・腓骨動脈主幹部

D. 下肢動脈エコーの基本走査

プローブを傾ける方向

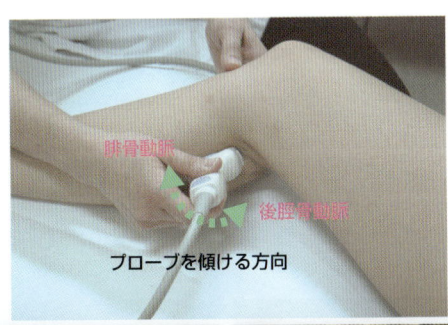

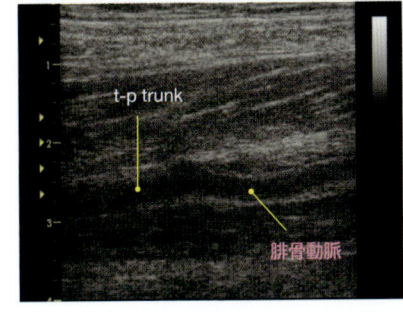

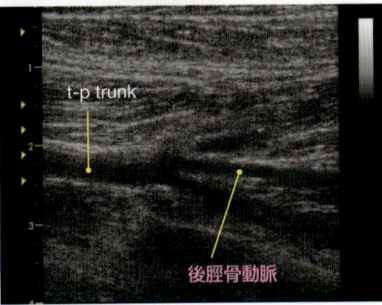

▷ t-p trunkを支点に傾け走査を行い，後脛骨動脈・腓骨動脈の起始部を描出する。
▷ 閉塞によるカラー信号の途絶や，狭窄部に発生する高速血流による折り返し現象もしくはモザイク信号を観察する。
▷ 本走査では起始部の観察にとどめ，末梢側への追及はしなくてよい。

D. 下肢動脈エコーの基本走査

ポイント

▶ t-p trunkから腓骨動脈起始部の観察が難しい場合，下腿中部で腓骨動脈を同定する．ここでは，おおむね閉塞の有無が観察できればよい．

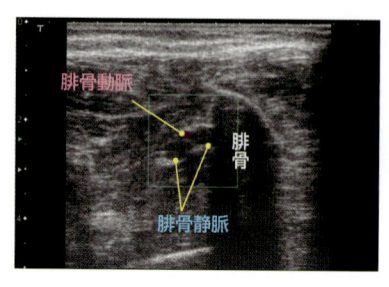

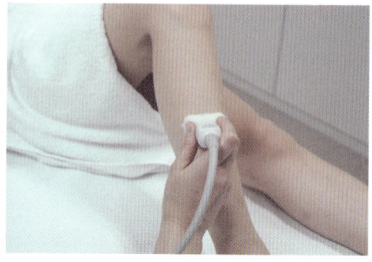

▶ 下腿中部の位置で短軸走査をすると，腓骨に近接する腓骨動静脈が同定できる．短軸スライド走査で描出しやすい位置に調整する．

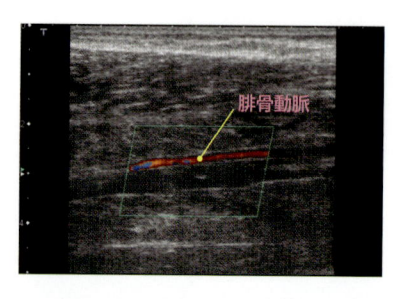

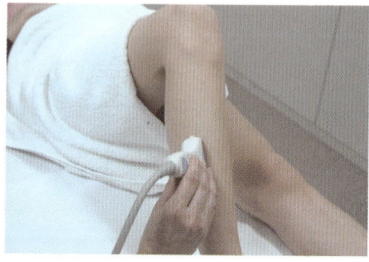

▶ 時計方向回転をして長軸走査にする．カラードプラを使用し信号の有無を観察する．

▶ 腓骨動脈は前脛骨動脈・後脛骨動脈が閉塞していた時に観察する．通常は筋肉枝であり，前脛骨・後脛骨動脈閉塞時に側副血行路となる．

D. 下肢動脈エコーの基本走査

3）足背動脈と後脛骨動脈末梢部の観察
▷ 足首より末梢側の観察は，バイパス術の際に必要となる情報である．

足背動脈

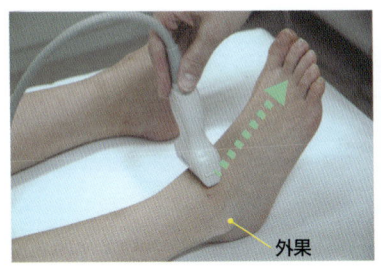

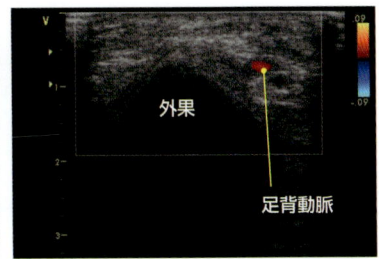

▷ 前脛骨動脈の観察の②-1（78頁）の走査で前脛骨動脈を同定する．
▷ カラードプラを使用し，前脛骨動脈短軸像を画面の中央に保持し，そのままゆっくりと足先方向へ短軸スライド走査で観察する．
▷ 細い血管なので，プローブで圧迫してカラー信号を失わないように注意する．
▷ 狭窄を見る必要はなく，閉塞の有無を確認する．

ポイント

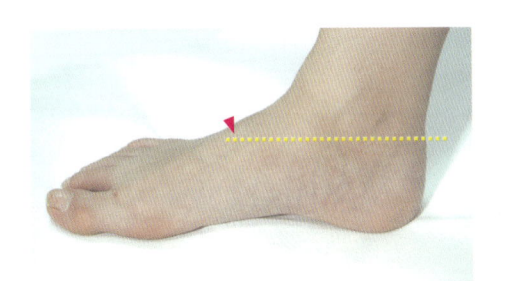

▶ エコー図上は内果・外果の下のラインを目安にして足背動脈に移行すると考えるとよい．観察する位置は▲の部分である．

D. 下肢動脈エコーの基本走査

後脛骨動脈末梢側

▷ 後脛骨動脈の観察の③-1（76頁）の走査で後脛骨動脈を同定する。

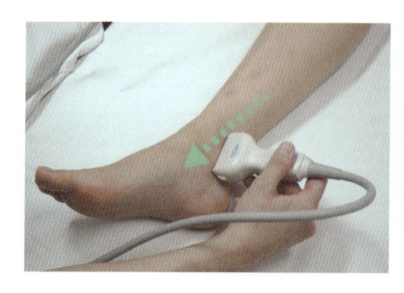

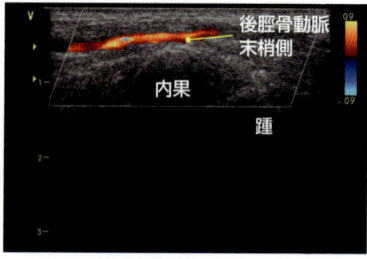

▷ プローブを90°時計回転して後脛骨動脈長軸像を描出する。
▷ カラードプラを使用しながら内果の内側を足先方向へ長軸スライド走査する。
▷ 狭窄を見る必要はなく，閉塞の有無を確認する。

ポイント

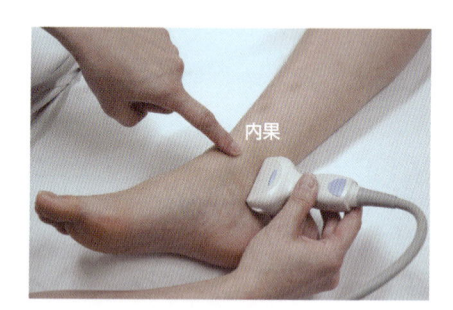

▶ 内果の下のラインから足底動脈が分岐すると考え，観察する部分は内果の内側から下のラインまでを目安にする．

3. 下肢深部静脈エコー

A	下肢深部静脈エコー検査の解剖	88
B	下肢深部静脈エコー検査の準備	90
C	血栓の確認法	92
D	血栓の性状確認	94
E	下肢深部静脈エコー検査の走査手順	96

下肢深部静脈エコー検査の目的
① 肺塞栓症（PE）の原因検索
- ☞ 下肢疼痛
- ☞ 把握痛（Homan's sign）

② 手術前スクリーニング
- ☞ 凝固因子異常
- ☞ D-dimer 高値
- ☞ SF（可溶性フィブリン）高値

③ DVT（deep vein thrombosis）除外診断
- ☞ 下腿浮腫
- ☞ 長期臥床（寝たきり，高齢者，身体抑制・拘束など）

▶ 高齢者は肺塞栓症のリスクが高く，心原性のほか下肢静脈血栓が原因になることが多い．

▶ 術中・術後の発症予防として術前スクリーニングが増加している．

A. 下肢深部静脈エコー検査の解剖

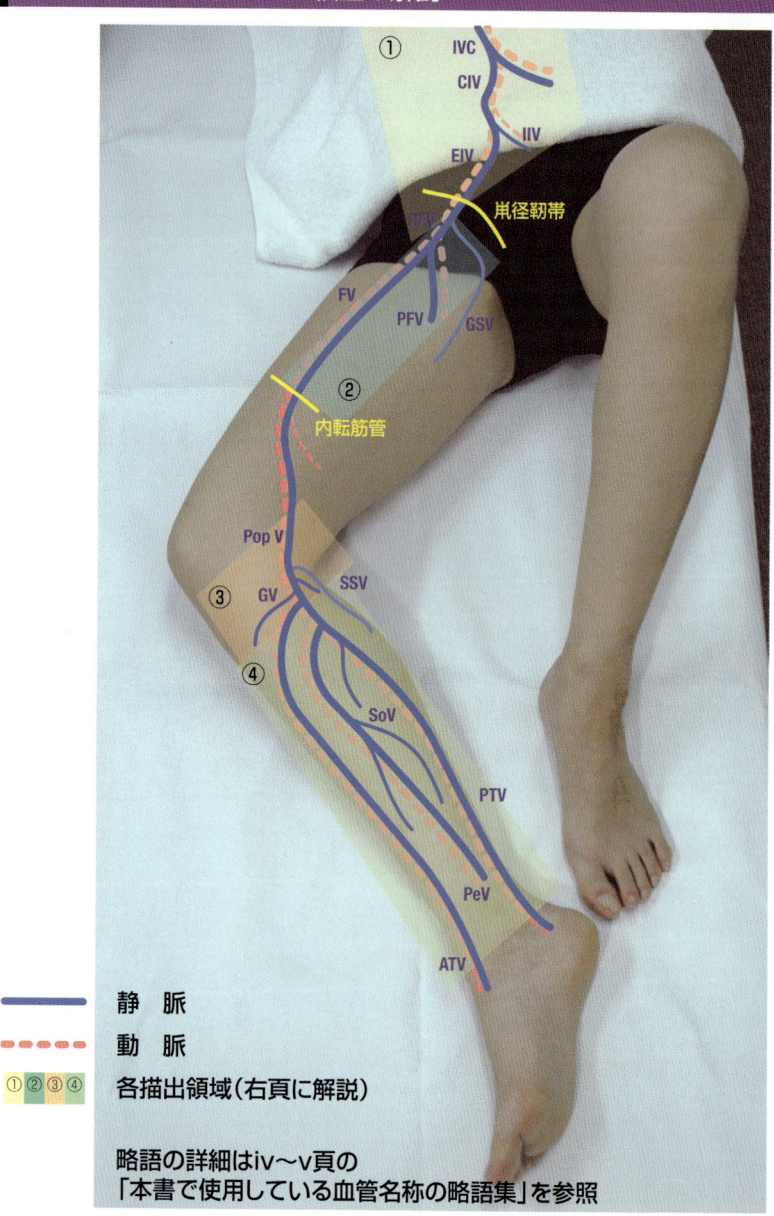

A. 下肢深部静脈エコー検査の解剖

①腹部領域

下大静脈（IVC），総腸骨静脈（CIV），内腸骨静脈（IIV），
外腸骨静脈（EIV）が描出できる。

▷ 下大静脈は腹部大動脈（AO）の右側に沿って走行する。左右総腸骨動脈分枝部直下（やや末梢側）に左右総腸骨静脈の合流部が描出される。左総腸骨静脈は右腸骨動脈と錐体の間を走行する（113頁⑤-3）。左右の総腸骨静脈には内腸骨静脈（腹部領域）と外腸骨静脈（下肢領域）が合流する。外腸骨静脈は鼠径靱帯より末梢側で総大腿静脈となる。

②大腿部〜鼠径部

総大腿静脈（CFV），大腿静脈（FV），大腿深静脈（PFV），大伏在静脈（GSV）が描出できる。

▷ 総大腿静脈に大腿静脈と大腿深静脈が合流する。表在静脈の大伏在静脈も総大腿静脈に合流する。

③膝窩部

膝窩静脈（Pop.V），小伏在静脈（SSV），腓腹静脈（GV）が描出できる。

▷ 膝窩静脈に腓腹静脈（腓腹筋内の静脈）・小伏在静脈（表在静脈）が合流する。

④下腿（下腿3分枝．ヒラメ筋）領域

前脛骨静脈（ATV），後脛骨静脈（PTV），腓骨静脈（PeV），
ヒラメ静脈（SoV）が描出できる。

▷ 3分枝は中枢側から前脛骨静脈の合流部が先に描出され，続いて後脛骨静脈，腓骨静脈の合流部が描出される。下腿前面から脛骨と腓骨の間に前脛骨静脈が走行する（104頁模式図参照）。背面側は脛骨に沿って後脛骨静脈，腓骨に沿って腓骨静脈が走行する。ヒラメ筋内にヒラメ静脈が分枝走行する。後脛骨静脈へ1本（内側枝），腓骨静脈へ2本（中央枝・外側枝）が合流する（108頁模式図参照）。

B. 下肢深部静脈エコー検査の準備

検査前のチェックポイント

① 検査目的・カルテの内容をチェックする。
② 凝固因子（D-dimer, SFなど）を確認する。
③ 視診・触診（撮像する部位の判断になる）
  - 皮膚の色（発赤・暗色の有無）
  - 浮腫（片側性か両側性か, 硬いか軟らかいか）
  - 疼痛の有無（あればその部位を問診する）

基本体位・姿位

▷ 下肢血管検査では仰臥位, 腹臥位, 座位, 立位などの体位をとるが, 本書では基本的に仰臥位とする。
  - 下肢静脈検査の対象はほとんどが高齢者である。
  - 車いす（要介助）, ストレッチャー（寝台車）を利用している被検者では, 動作や姿勢保持が困難なため仰臥位が最も安定する。
  - 肺塞栓症の急性期, 亜急性期で血栓が疑われる場合は体位変換ができない。
  - 人工呼吸器装着時・複数の点滴使用の場合もベッドサイドで仰臥位となる。

検査着

▷ ズボンや裾の長い肌着は脱ぐ必要があるため, 検査着（裾幅の広い短パン）が準備できれば望ましい。
▷ バスタオルなどで身体を覆うなどの配慮も必要である。

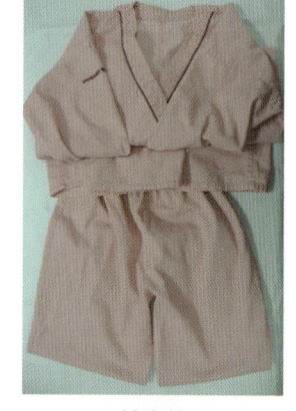

検査着

B. 下肢深部静脈エコー検査の準備

撮像困難時の対処法

1）脳梗塞や筋萎縮などで四肢が硬直し，関節を曲げられない。
▷ ストレッチャーやベッド上で軽く横向き（側臥位）にして観察する。

2）大腿骨骨折
▷ 検者 2 名での実施が望ましい（検者 1 名が被検者の足を保持する）。
▷ 膝窩部や下腿ヒラメ筋領域では検者 1 名が足を支えて浮かしながら観察する。

3）股関節・膝関節手術後
▷ 検者 2 名での実施が望ましい（検者 1 名が被検者の足を保持する）。
▷ 股関節手術後は向きにより股関節がはずれやすいので，看護師に可動範囲・向きを確認する。
▷ 膝窩部から下腿ヒラメ筋領域は検者 1 名に足を支えてもらいながら観察する。

4）その他
▷ 腰痛や背骨変形で仰臥位がとれない場合は，ベッドや車いすに腰掛けた状態で大腿部から下腿まで描出可能な範囲で観察する。

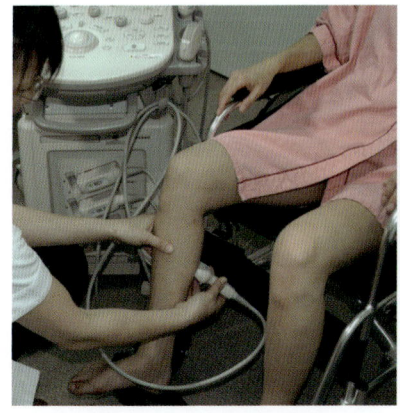

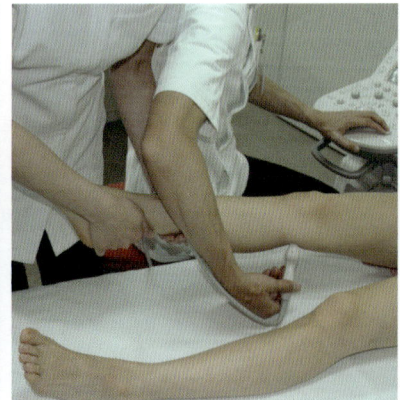

被検者が車椅子坐位の場合　　　検者 1 名が被検者の足を保持する

C. 血栓の確認法

▷ 新鮮血栓が疑われる場合は遊離する危険があるため，各走査は慎重に実施する．

① 圧迫法：プローブを押し当て，静脈内腔の消失を確認する．
② カラードプラ法：血流信号を確認する（信号欠損は血栓を疑う）．
③ 血流波形の変化：ミルキング法・呼吸性変動・腹部圧迫などによる血流波形の変化を確認する．

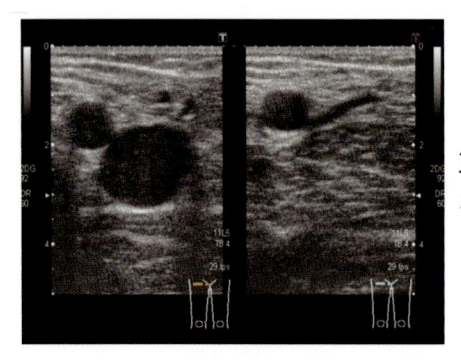

正常な静脈はプローブを押し当てるだけで変形する．

①圧迫法

▷ Bモードの短軸像を基本描出とする（血管を極力中央に描出する）．
　☞ 通常，静脈は動脈に比べやや楕円形に描出される．
▷ 短軸像で，圧迫時に内腔が消失する（血栓なし）ことを観察する．
　☞ 血栓がない静脈はプローブを押し当てると容易に変形する．
▷ 2〜3cm間隔でプローブを進ませながら圧迫・描出を繰り返す．

ポイント（右頁上図参照）

▶ プローブと骨で血管を挟むと圧迫しやすい．
▶ プローブの反対側（足の背部）に検者の手を当てても圧迫しやすい．

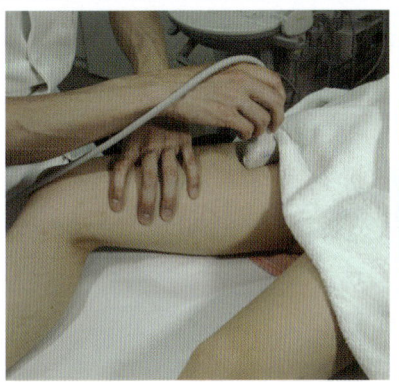

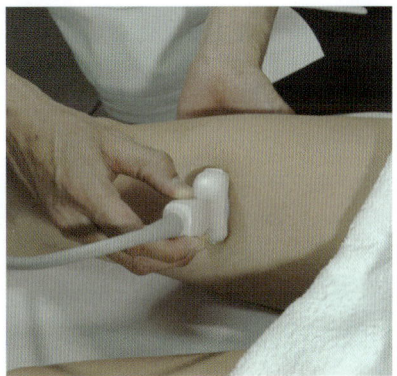

大腿部を保持し，プローブと骨で血管を挟む．

大腿部背面から検者の手で支える．

②カラードプラ法

▷ 血管内に血流シグナルが確認できれば血栓は否定される。
▷ 必要に応じてミルキング法で静脈血流を増加させながら観察する。
  ☞ 描出部位より末梢側を手のひらで包むようにゆっくり圧迫する。
  ☞ ミルキング部位から描出部位までの血流状態が反映される。
    腹部（腸骨静脈領域）：大腿部圧迫
    大腿部（大腿静脈〜膝窩静脈領域）：下腿部圧迫
    下腿部：ミルキング法は不適応

③血流波形の変化（呼吸性変動）

▷ パルスドプラ法で大腿静脈血流の呼吸性変動を確認する。
▷ 通常，血流は吸気時に減少し，呼気時に増加する。
▷ 中枢側（腸骨領域）に血栓が存在すると，呼吸性変動は消失または低下する（左右でも差が大きい場合には注意する）。
▷ 呼吸は腹式呼吸とする（胸式では呼吸性変動が低下する）。
▷ 上手に腹式呼吸ができない場合には，腹部を手でゆっくり圧迫して離すことにより血流の変化を確認できる。

D. 血栓の性状確認

閉塞・血流状態の確認（血栓周囲の血流，血流方向）

▷ カラードプラで血流信号の有無を確認する。

▷ 血栓の状態はカラードプラ表示で記録する（短軸，長軸）。

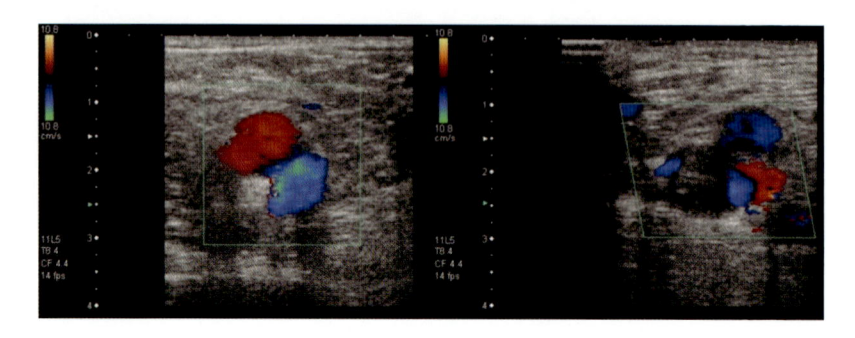

血栓のエコーレベル（輝度）（急性期，亜急性期，慢性化の診断）

1）急性期血栓（発症直後～数日）

▷ 内腔血栓のエコーレベルは著しく低い。

▷ 拡張した血管像として描出される。血流なし，内腔消失しない（閉塞）。

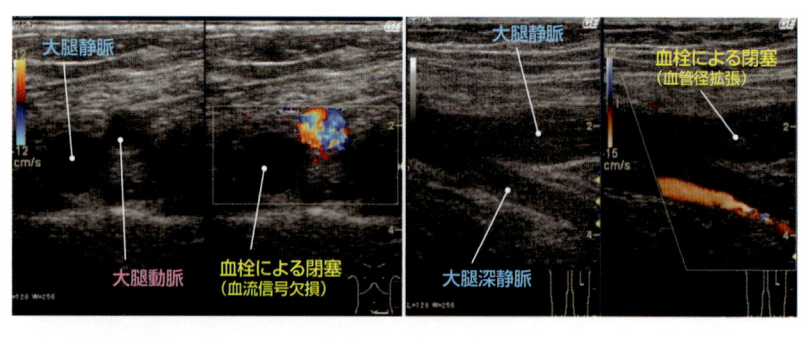

2）血栓の器質化（慢性化）（発症2～4週間以上）

▷ 血栓は収縮するが，内腔は圧迫しても完全消失しない（一部開存）。

▷ 時間の経過とともに器質化することにより血栓エコーレベルが上昇する（黒→白）。

D. 血栓の性状確認

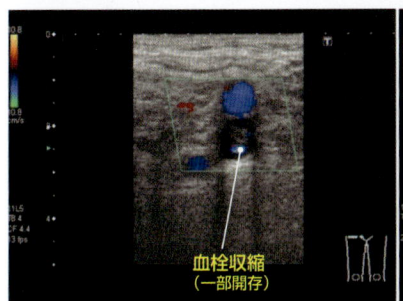

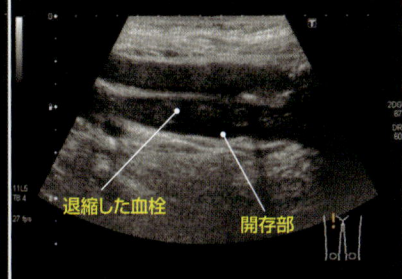

血栓収縮（一部開存）

退縮した血栓　開存部

浮遊血栓・動きの有無

▷ 血栓の端部位（中枢側端）を確認し，形状，血流状態を観察する．
▷ 浮遊血栓（血栓の固定性）を確認する（フローティング：肺塞栓症のリスクが高い）．

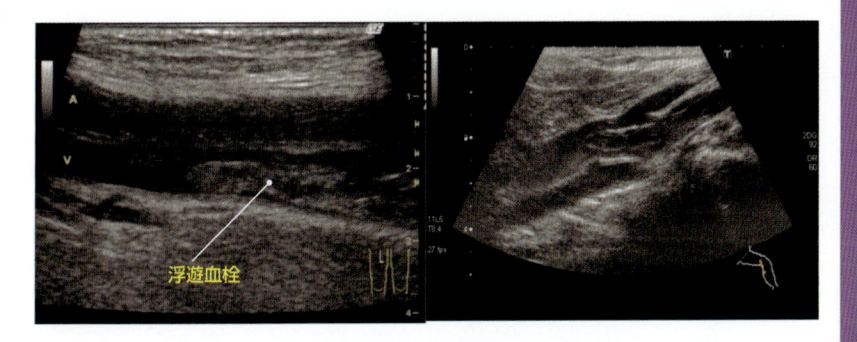

浮遊血栓

禁　忌

▶ 浮遊血栓を認めた時は，体位変換やミルキングを行ってはならない．

E. 下肢深部静脈エコーの基本走査

スクリーニング時の手順

▷ 下記①，②で閉塞や血栓を認めた場合は腹部領域（⑤）を観察する。
▷ 血栓が認められたら中枢側の血栓端を確認する。

① 鼡径部（総大腿静脈・大伏在静脈合流部）
② 大腿静脈
③ 膝窩部
④ 下腿3分枝（ヒラメ筋）
⑤ 腹部領域（下大静脈，総腸骨静脈）

レポートのポイント

▷ 求められるものは肺塞栓症のリスクとなる血栓の情報である。
▷ 血栓を認めたら，その性状（急性期・慢性期・状態・部位）をレポートする。

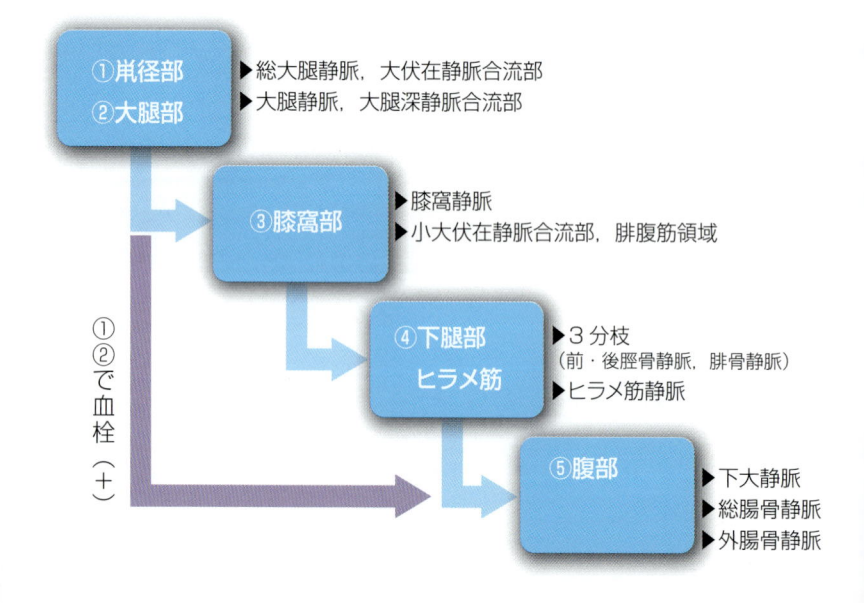

①鼡径部／②大腿部 ▶ 総大腿静脈，大伏在静脈合流部
▶ 大腿静脈，大腿深静脈合流部

③膝窩部 ▶ 膝窩静脈
▶ 小大伏在静脈合流部，腓腹筋領域

④下腿部 ヒラメ筋 ▶ 3分枝（前・後脛骨静脈，腓骨静脈）
▶ ヒラメ筋静脈

⑤腹部 ▶ 下大静脈
▶ 総腸骨静脈
▶ 外腸骨静脈

①②で血栓（＋）

E. 下肢深部静脈エコーの基本走査

下肢深部静脈エコー検査の走査手順

　　　　　　　　　　　　　　　　　　　　　　　　　　　　　　　　　掲載頁
① 鼡径部（総大腿静脈・大伏在静脈合流部） 98
② 大腿静脈 100
③ 膝窩部 102
④ 下腿3分枝（ヒラメ筋） 104
　1） 3分枝 104
　2） 後脛骨静脈・ヒラメ筋内 106
　3） 腓骨静脈・ヒラメ筋内 108
　4） 前脛骨静脈 110
⑤ 腹部領域（下大静脈, 総腸骨静脈） 112
　1） 下大静脈から左右総腸骨静脈合流部 112
　2） 左右外腸骨静脈 114

E. 下肢深部静脈エコーの基本走査

①鼡径部（総大腿静脈・大伏在静脈）

▷ 総大腿静脈を同定し，大伏在静脈合流部を確認する。

▷ 血栓好発部位の鼡径部・大伏在静脈合流部の血流の有無を観察する。

▷ 呼吸変動・圧迫法で腹部領域の血流状態を観察する。

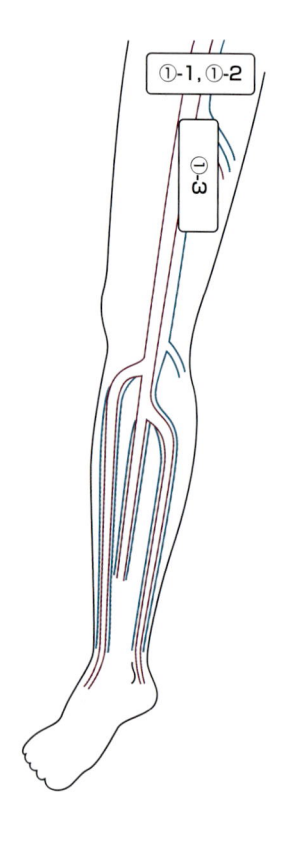

①-1, ①-2

①-3

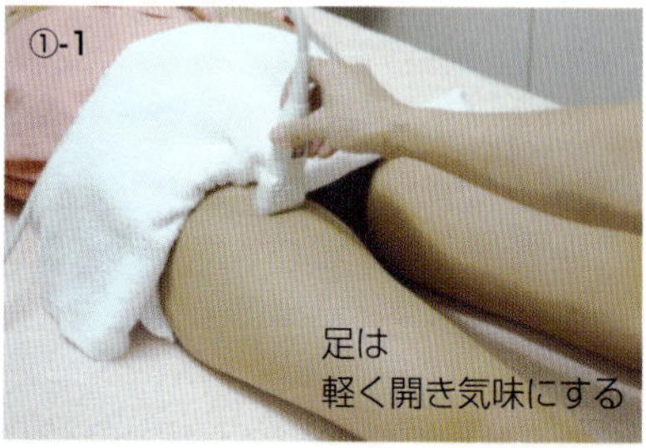

①-1

足は軽く開き気味にする

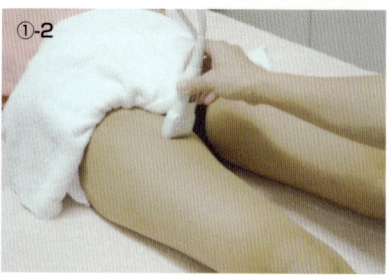

①-2

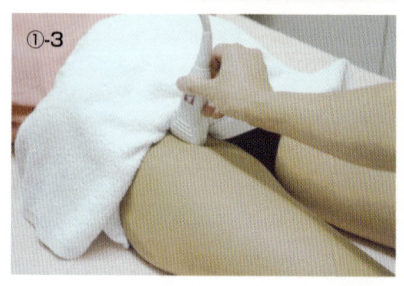

①-3

E. 下肢深部静脈エコーの基本走査

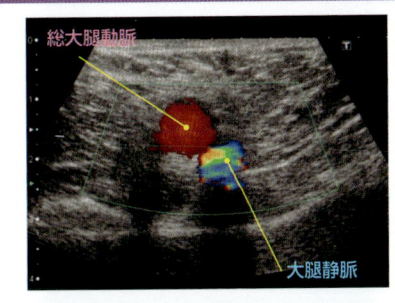

①-1 総大腿静脈を短軸像で描出し，圧迫法で内腔を観察する。
動脈は内腔変化しない。

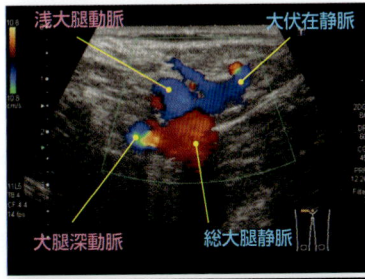

①-2 ①-3 総大腿静脈・大伏在静脈合流部を観察する。
ミルキングにより大伏在静脈内の血流を観察する（大腿部を圧迫する）：大伏在静脈合流部は大腿静脈・大腿深静脈合流部より腹側で観察される。

注意：大腿静脈閉塞の場合，大伏在静脈から中枢側へ流れる側副血行路や，大腿深静脈へ逆流する血流，側副血行路がみられる。

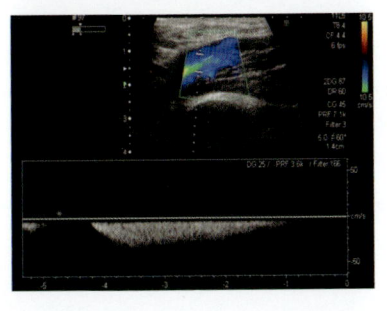

①-3 総大腿静脈の血流波形を確認する。
腹部圧迫・解除または吸気・呼気時の血流波形を呼吸性変動で観察する。

E. 下肢深部静脈エコーの基本走査

②大腿部（大腿静脈）

▷ 大腿静脈は大腿部のやや内側を走行する。
▷ 大腿静脈・大腿深静脈合流部を確認する（血栓の好発部位である）。
▷ 合流部血流をカラードプラ法・ミルキング法で観察する。
▷ 膝窩付近まで，大腿静脈を短軸像・圧迫法で観察する（2〜3cm間隔で進む）。
▷ 大腿静脈は2本走行する場合もある。

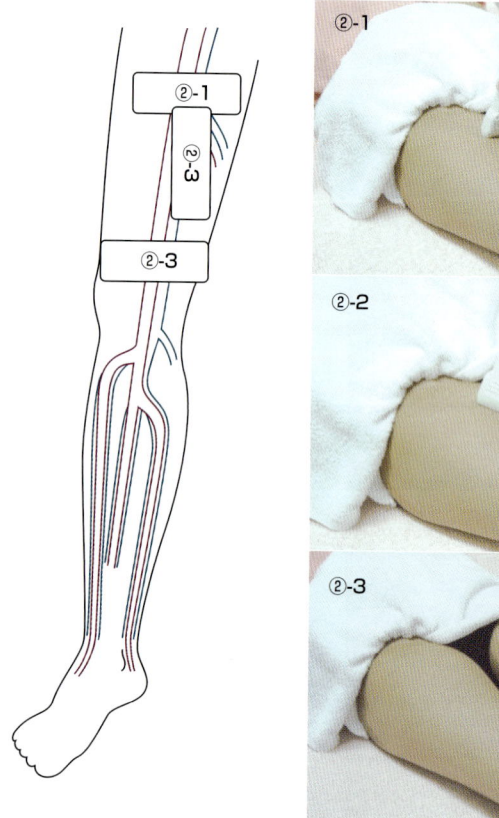

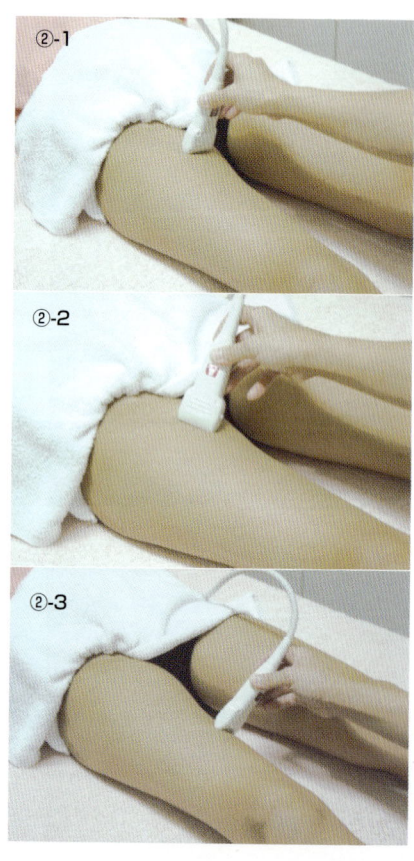

E. 下肢深部静脈エコーの基本走査

圧迫法のポイント

▶ 圧迫する血管の背後にある大腿骨を利用する．
▶ 大腿背部から検者の手で支えると圧迫しやすくなる．

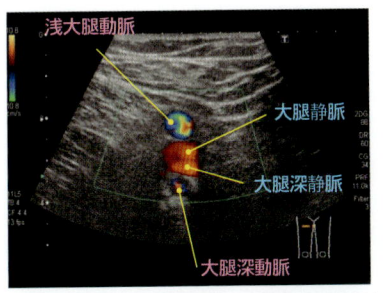

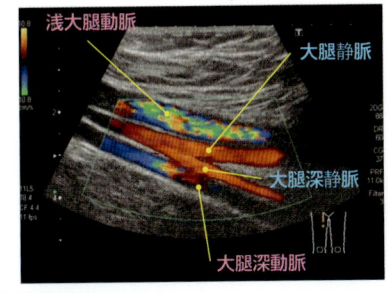

②-1　②-2　大腿静脈・大腿深静脈合流部を描出する。
②-1　動脈と静脈は並走する。
②-2　静脈は動脈より末梢側で分岐する。

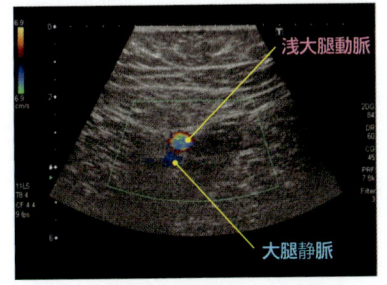

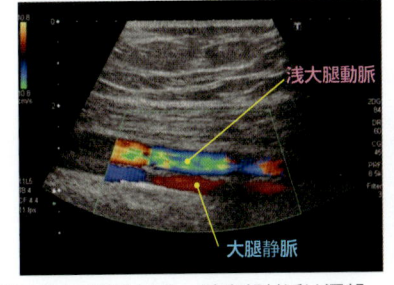

②-3　大腿静脈を短軸像・圧迫法にて膝窩部手前まで観察する。膝窩部付近は深部になるため，大腿背部を手で支えしっかり圧迫する。また，下腿をミルキングして血流を観察する。大腿深動脈はカラードプラで見える範囲を観察する程度でよい。

E. 下肢深部静脈エコーの基本走査

③膝窩部

▷ 膝窩静脈，小伏在静脈合流部，腓腹筋内を確認する。

▷ 膝窩部寄りの大腿静脈が確認しやすい。

▷ 血管が深い場合はコンベックスプローブも使用すると全体像が把握しやすい。

▷ 被検者の股関節や膝関節が硬縮などで自由にならない場合には，横臥位として膝の後方からプローブを当てると描出しやすい。

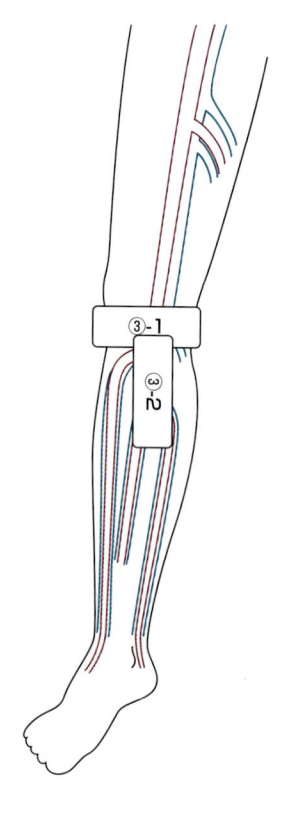

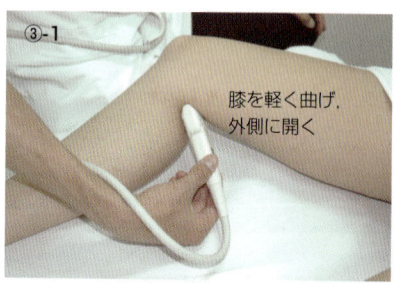

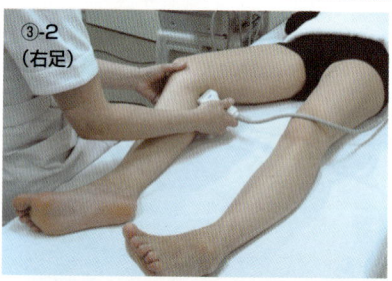

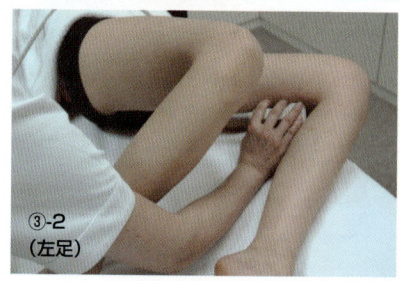

③-1
膝を軽く曲げ，外側に開く

③-2
(右足)

③-2
(左足)

E. 下肢深部静脈エコーの基本走査

膝窩部付近の解剖

▷ 膝窩部背後の筋層が腓腹筋である。
▷ 腓腹静脈は筋層内を走行(内側,外側に見られる)し,膝窩静脈へ合流する。

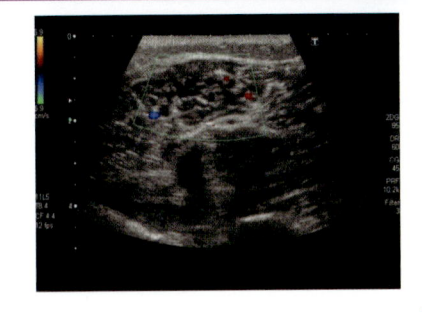

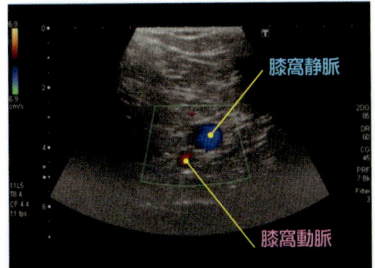

③-1 膝関節の背後に膝窩動脈・静脈の短軸像を描出する(短軸像)。膝下静脈は動脈より浅く描出される。カラードプラ法と圧迫法で内腔を観察する。血栓好発部位のため,注意深く観察する。

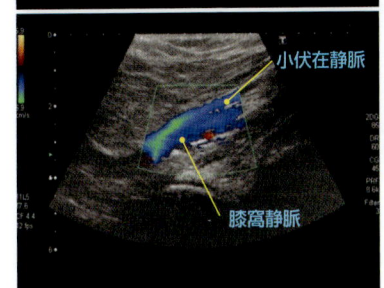

③-2 膝窩静脈~小伏在静脈の合流部を描出する(長軸像)。大腿静脈同様2本走行する場合もある。膝窩部周囲に広がる囊胞性病変(ベーカー囊胞)を認めることがある。血管との連続性は認めない。

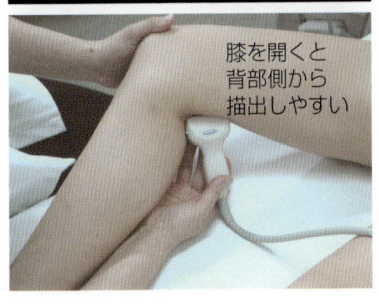

膝を開くと背部側から描出しやすい

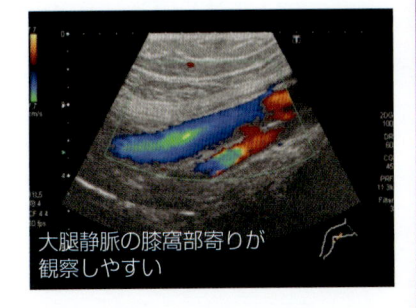

大腿静脈の膝窩部寄りが観察しやすい

E. 下肢深部静脈エコーの基本走査

④ 下腿3分枝

1) 3分枝（膝窩静脈→前脛骨静脈，腓骨静脈，後脛骨静脈）

▷ 膝窩静脈から追って合流部を確認する。
▷ 膝窩動・静脈描出後，脛骨に沿って走行する後脛骨動脈を描出する。
▷ 腓骨側にわずかにビームを向けると，画面上やや深めに表示された腓骨に沿って腓骨動脈が描出される。
▷ 各動脈に沿って走行する2本の静脈拡張の有無を観察する。

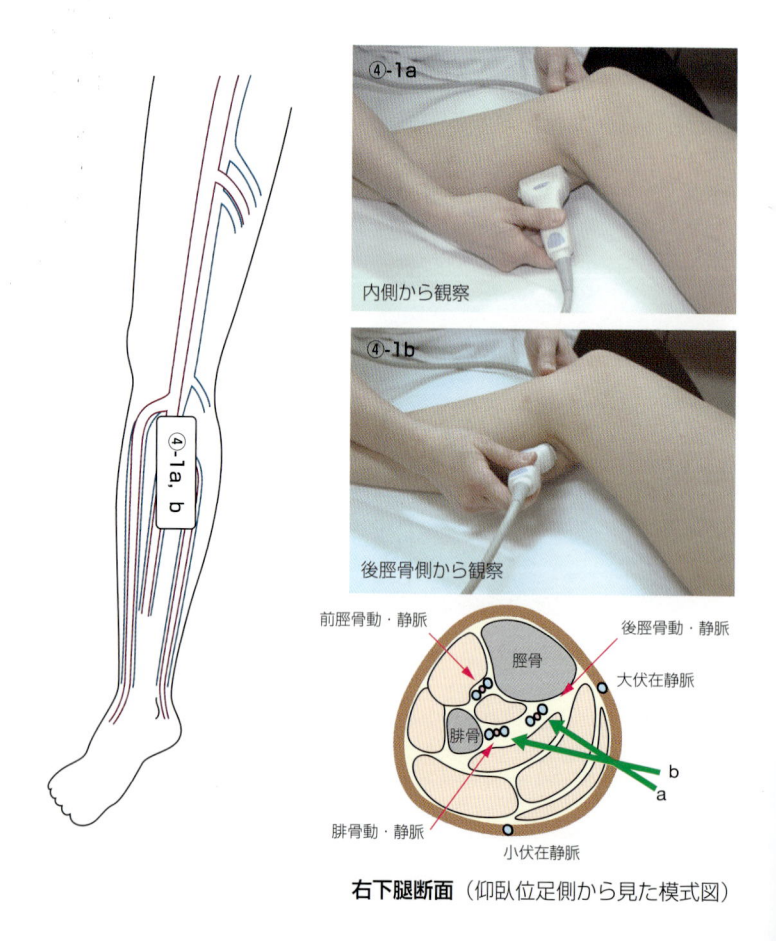

④-1a 内側から観察

④-1b 後脛骨側から観察

前脛骨動・静脈　脛骨　後脛骨動・静脈　大伏在静脈　腓骨　腓骨動・静脈　小伏在静脈

右下腿断面（仰臥位足側から見た模式図）

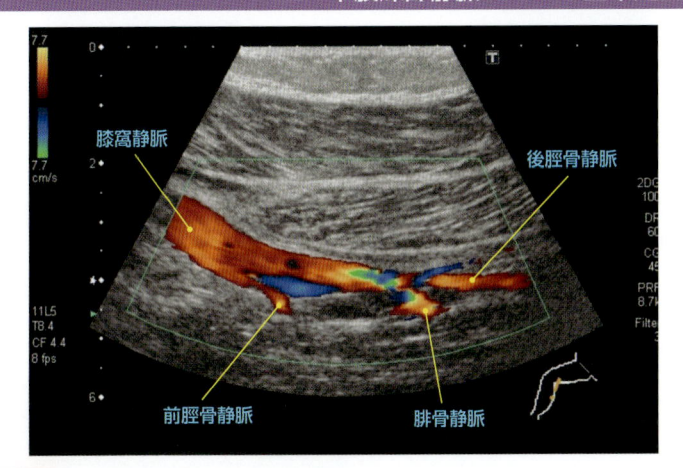

E. 下肢深部静脈エコーの基本走査

膝窩静脈
後脛骨静脈
前脛骨静脈
腓骨静脈

ポイント

▶ 前脛骨静脈合流部が先（中枢側）に描出される．
▶ 並走する動脈を目印にすると合流部がわかりやすい．

短軸像からの確認法

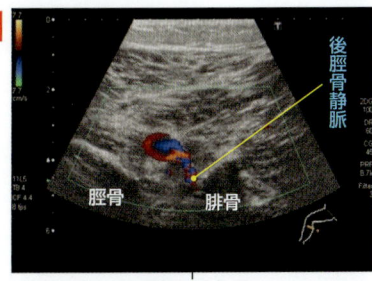

後脛骨静脈
脛骨　腓骨

脛骨と腓骨の間に後脛骨動・静脈を描出する（短軸像）

長軸に変えて

ビームを脛骨側に向ける（a） ──── ビームを腓骨側に向ける（b）

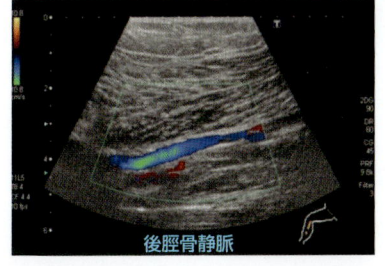

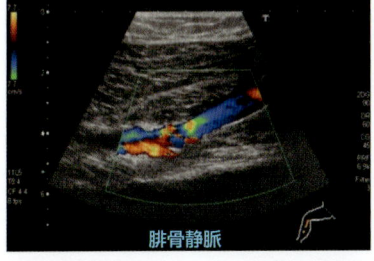

後脛骨静脈　　　　　　　　　　　腓骨静脈

2）後脛骨静脈・ヒラメ筋内（短軸像・圧迫法）

▷ 短軸像で，脛骨に沿った後脛骨動脈を確認する。

▷ 動脈周囲に静脈が走行するため，拡張像（後脛骨静脈の血栓）に注意しながら足首付近まで短軸走査で追う。

▷ 同様にヒラメ筋内の拡張像（ヒラメ静脈）と血栓の有無を圧迫法で観察する。

▷ ヒラメ静脈（後脛骨静脈由来，一部腓骨静脈由来）が観察できる。

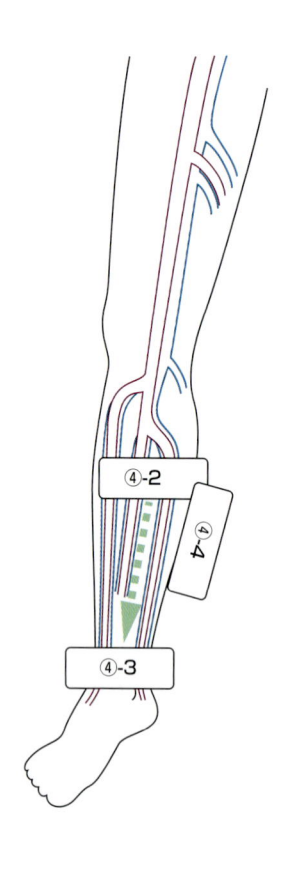

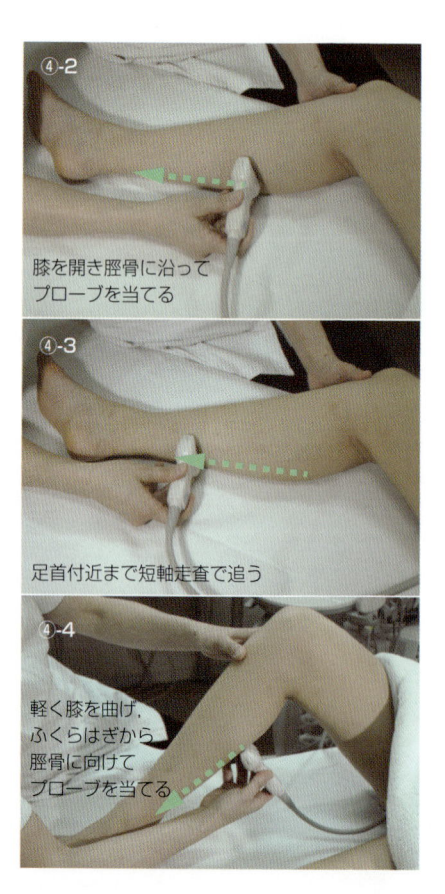

④-2 膝を開き脛骨に沿ってプローブを当てる

④-3 足首付近まで短軸走査で追う

④-4 軽く膝を曲げ，ふくらはぎから脛骨に向けてプローブを当てる

E. 下肢深部静脈エコーの基本走査

後脛骨動・静脈の描出

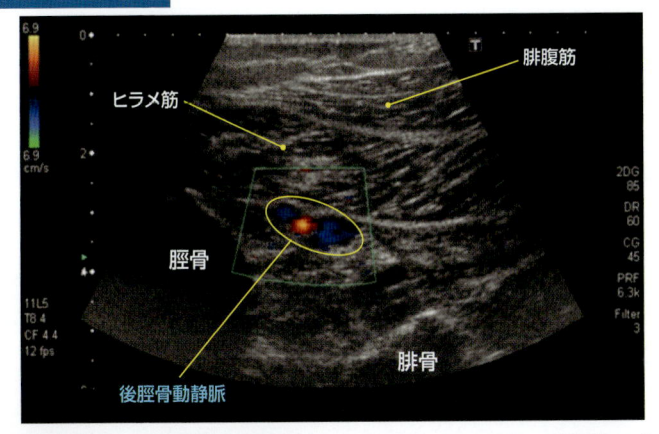

▷ 後脛骨静脈より体表側に描出される筋層がヒラメ筋・腓腹筋である。

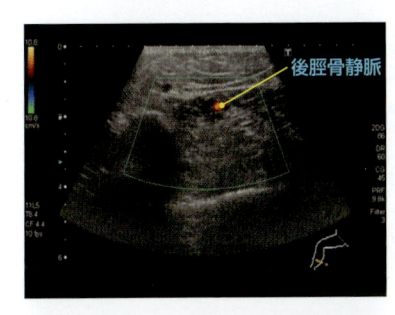

④-3 足首（末梢側）ではやや浅い部位で後脛骨静脈が描出される。腓腹筋は消失し、ヒラメ筋も薄くなる。

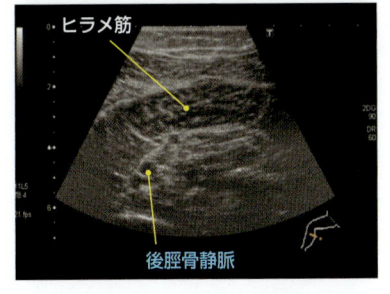

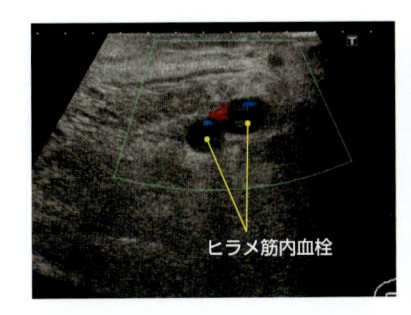

④-4 ヒラメ筋内の血栓は、拡張する血管に注目する。プローブを当ててつぶれない血管は動脈か静脈血栓である。

3）腓骨静脈・ヒラメ筋内（短軸像・圧迫法）

▷ 短軸像で腓骨に沿った腓骨動脈を確認する。
▷ 動脈周囲に静脈が走行するため，拡張像（腓骨静脈の血栓）に注意しながら足首付近まで短軸走査で追う。
▷ 同様にヒラメ筋内の拡張像（ヒラメ静脈）と血栓の有無を圧迫法で観察する。
▷ ヒラメ静脈（腓骨静脈由来）が観察できる。

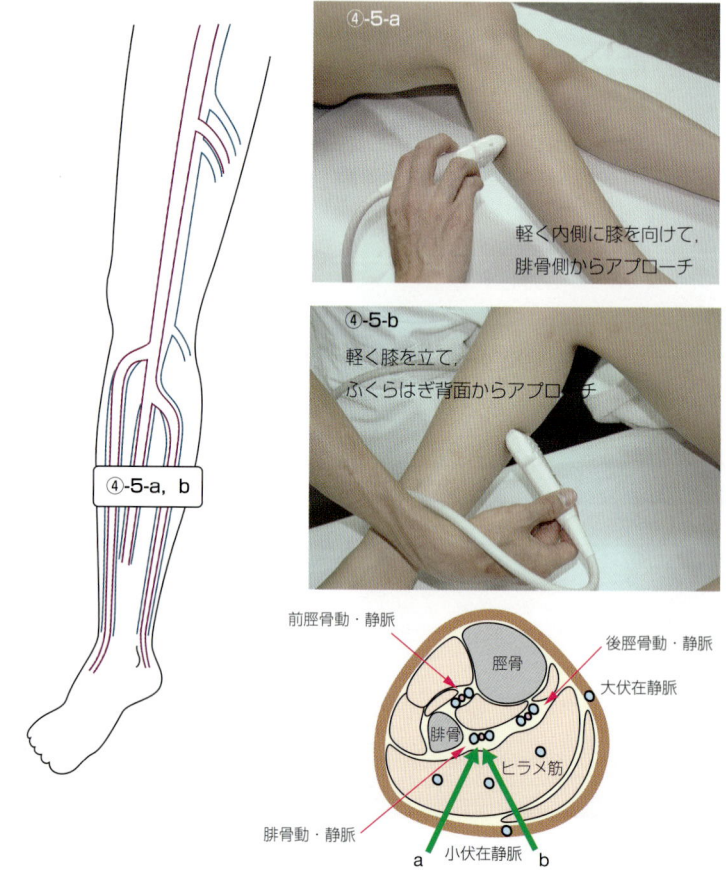

④-5-a
軽く内側に膝を向けて，腓骨側からアプローチ

④-5-b
軽く膝を立て，ふくらはぎ背面からアプローチ

右下腿断面（仰臥位足側から見た模式図）

E. 下肢深部静脈エコーの基本走査

腓骨静脈の描出

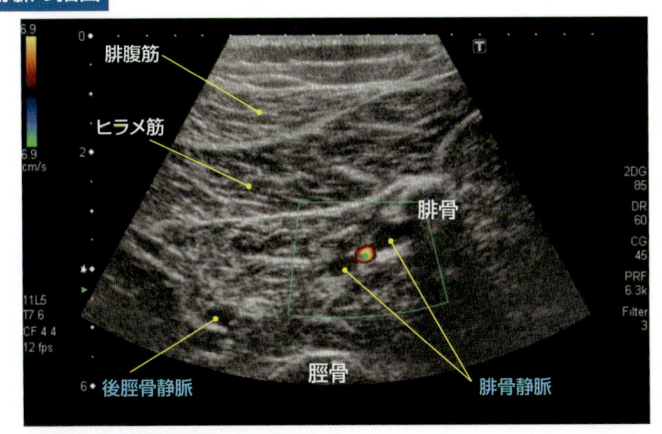

▷ 腓骨に沿って腓骨動静脈が描出される（④-5a）。カラードプラにて拡張する血管を確認する。拡張したものは，動脈か静脈血栓である。

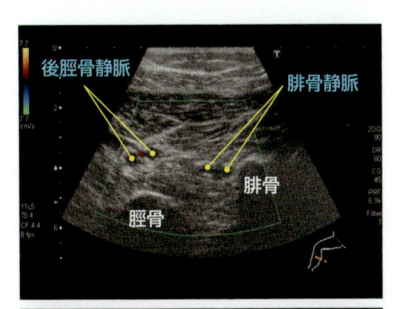

④-5-b　腓骨・後脛骨動静脈が描出される。
血管の位置が浅いため足首付近（末梢側）までは追えない。

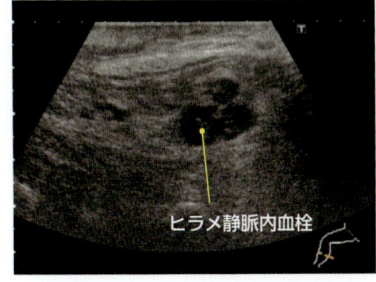

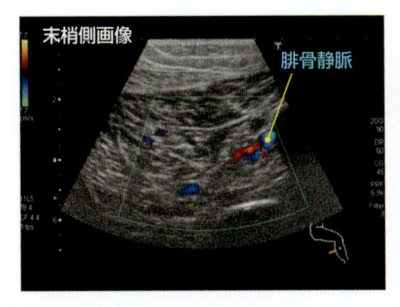

▷ 下腿には，腓骨静脈由来のヒラメ静脈に血栓が生じやすい。

E. 下肢深部静脈エコーの基本走査

4）前脛骨静脈

▷ 前脛骨静脈では，単独で血栓は存在しない（血栓ができにくい）ため，膝窩静脈，後脛骨静脈，腓骨静脈に血栓を認めなければ省略してもよい。

▷ 確認する場合は最後に実施する。

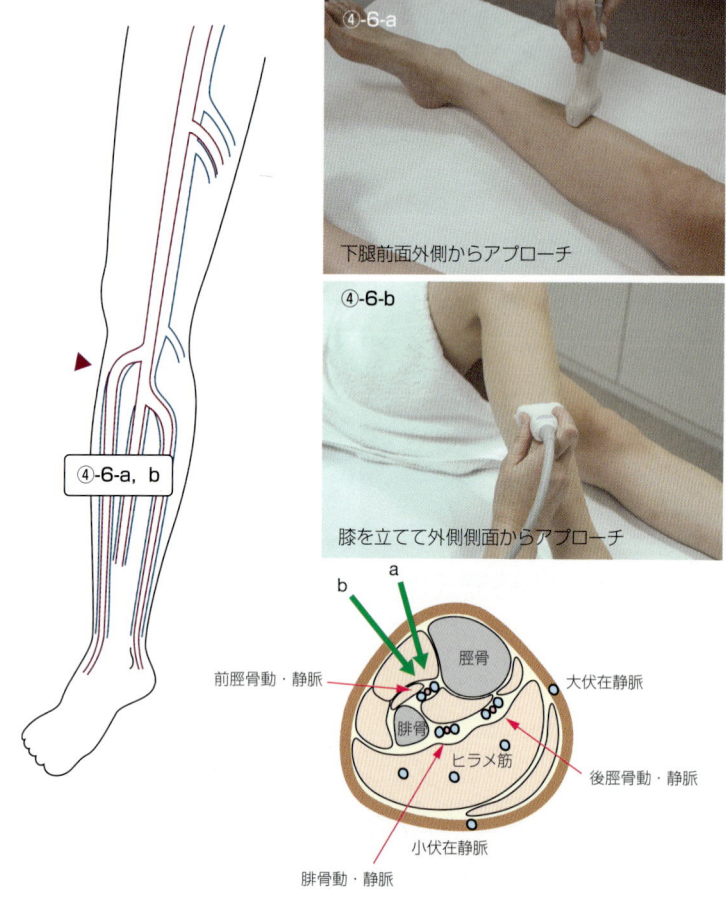

④-6-a
下腿前面外側からアプローチ

④-6-b
膝を立てて外側側面からアプローチ

前脛骨動・静脈　　大伏在静脈
脛骨
腓骨
ヒラメ筋
後脛骨動・静脈
小伏在静脈
腓骨動・静脈

右下腿断面（仰臥位足側から見た模式図）

E. 下肢深部静脈エコーの基本走査

前脛骨静脈の描出

▷ 脛骨と腓骨の間にある筋層を境界にして，前脛骨動・静脈が走行する（動脈が描出される）。

▷ 脛骨・腓骨に沿って画面深部側に後脛骨動・静脈，腓骨動・静脈が描出される。

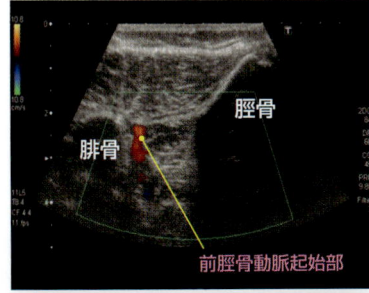

④-6-a 前脛骨動脈起始部（左頁▶）を描出し，ここから追うと静脈が見つけやすい。

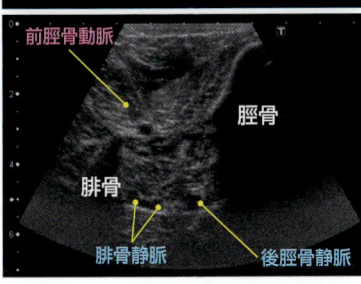

④-6-b 脛骨と腓骨の間にある筋層を境界に前脛骨動・静脈が走行している（動脈が描出される）。
脛骨・腓骨に沿って深部側に後脛骨，腓骨動・静脈が描出される。

E. 下肢深部静脈エコーの基本走査

⑤腹部領域（下大静脈，総腸骨静脈）

▷ 鼠径部は圧迫法，腹部領域（脊柱に近い部位）はカラードプラ法で観察する。

▷ 下肢に血栓を認めず，大腿静脈の腹部圧迫・呼吸性の血流波形変動を認めれば，腹部領域の観察は省略してもよい。

▷ 大腿静脈から腹腔内へ連続する血栓を認めたら，下大静脈・総腸骨静脈・外腸骨静脈を観察して，血栓中枢端を確認する。

1) 下大静脈から左右総腸骨静脈合流部

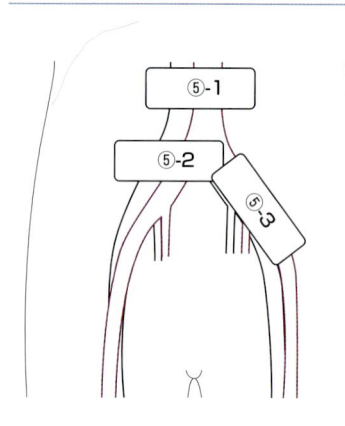

腹部領域では
コンベックスプローブを用いる。

臍部付近は描出が悪いので，
横に避けて観察する。

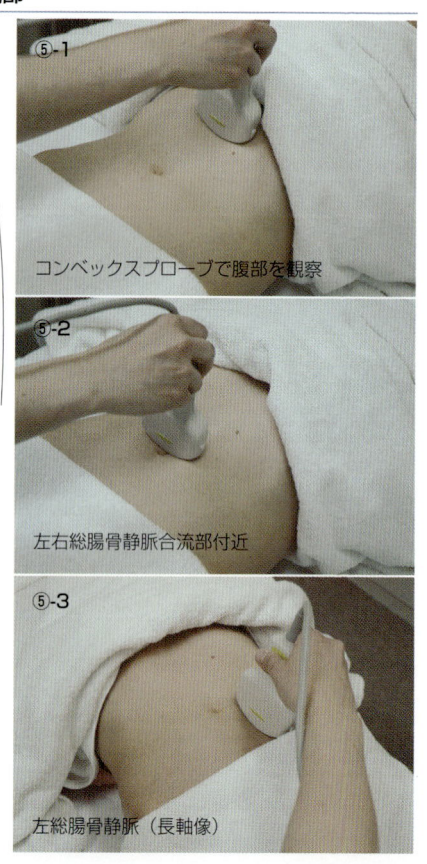

⑤-1 コンベックスプローブで腹部を観察

⑤-2 左右総腸骨静脈合流部付近

⑤-3 左総腸骨静脈（長軸像）

E. 下肢深部静脈エコーの基本走査

注意

▶ カテーテル挿入部やカテーテル先端に血栓が付着することもある.

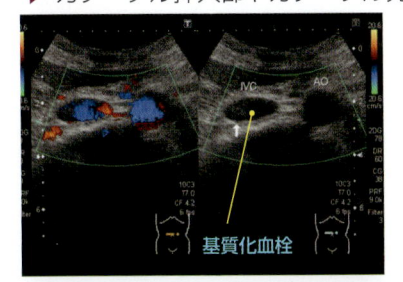

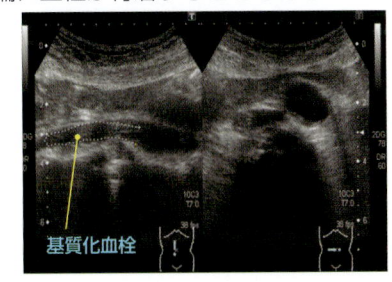

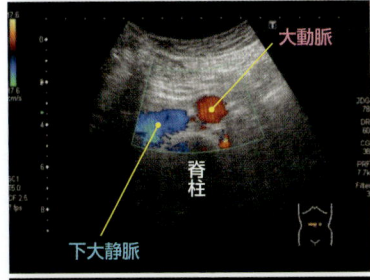

基質化血栓

基質化血栓

⑤-1
大動脈の分岐部より末梢側で合流する。

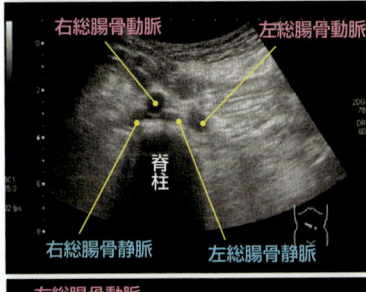

⑤-2

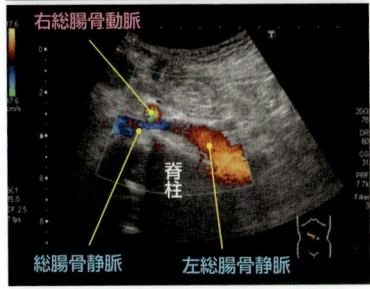

⑤-3 総腸骨静脈合流部の血栓に注意する（好発部位である）。左下肢の腫脹や左大腿静脈に血栓を認めた場合は左総腸骨静脈狭窄部を観察する。

114　E. 下肢深部静脈エコーの基本走査

2）左右外腸骨静脈

▷ 末梢側（鼠径部側）から血管を短軸で確認してから走行を追う。
▷ 鼠径部から血栓が連続する場合は血栓範囲を確認する。

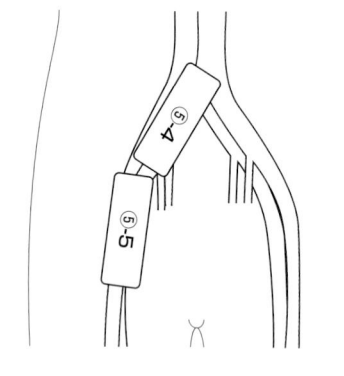

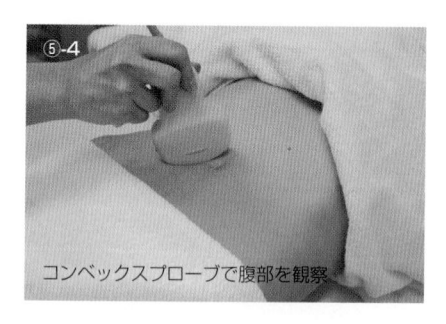

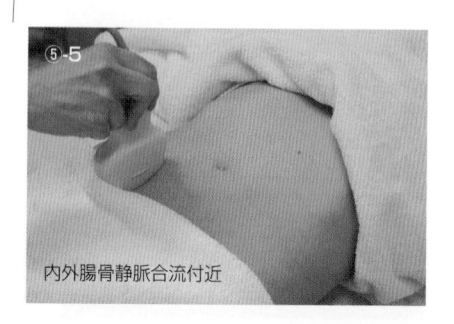

⑤-4
コンベックスプローブで腹部を観察

⑤-5
内外腸骨静脈合流付近

E. 下肢深部静脈エコーの基本走査

ポイント：腹腔内病変・腹水など

▶ 腫瘍や膀胱尿貯留など血管圧迫による血流障害もある．
▶ 両下肢のむくみ（皮下浮腫）が強い時は，肝硬変や腹水も考慮してチェックする．

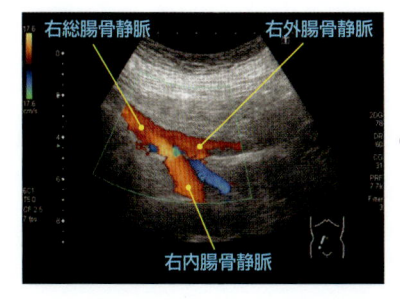

⑤-4

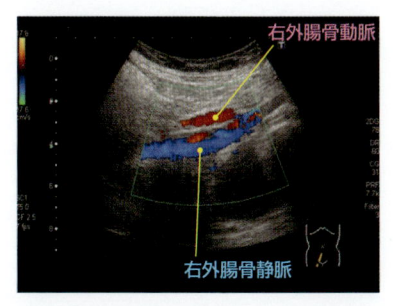

⑤-5

4. 下肢静脈瘤エコー（慢性静脈不全評価）

A	下肢静脈の解剖と生理	117
B	下肢静脈のうっ滞に伴う症状の原因検索	122
C	下肢静脈瘤治療の術前評価と術後評価	123
D	下肢静脈瘤エコーの基本走査	125
E	下肢静脈瘤エコーの走査手順例	129

下肢静脈瘤エコー検査の目的
▶ 下肢静脈性疾患の原因検索，ならびに治療（術前・術後）に必要な情報を収集する．

下肢静脈の解剖と生理
▷ 下肢静脈には深部静脈，表在静脈，穿通枝の3種類がある。
▷ 下肢静脈は末梢から中枢，体表から深部へと流れる。
▷ 表在静脈は表皮から浅い位置にあって軟らかいため，プローブを静かにあてないと変形する。
▷ 伏在静脈の本幹は大腿，下腿においては筋膜に挟まれている。一方，膝周囲では分枝は筋膜に挟まれておらず，皮下の脂肪組織内に存在する。
▷ 膝周囲では表在静脈は筋膜に挟まれていない。そのため拡張しやすく静脈瘤になりやすい。

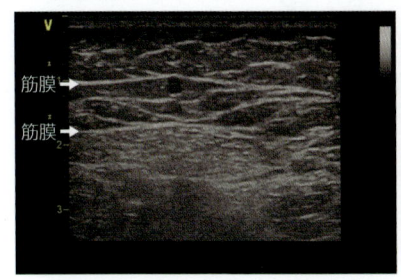

筋膜内の大伏在静脈（短軸像） 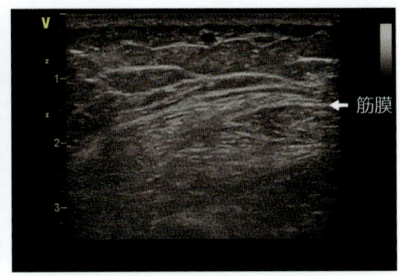　　筋膜外の大伏在静脈（短軸像）

A. 下肢静脈の解剖と生理

▷ 交通枝と穿通枝

交通枝：大伏在静脈と小伏在静脈とをつなぐ静脈

Giacomini静脈：小伏在静脈から大伏在静脈へ合流する代表的な交通枝

穿通枝：表在静脈と深部静脈をつなぐ静脈

▷ 下肢の静脈性疾患については CEAP（Clinical, Etiological, Anatomic, Pathophysiologic）分類（2004年改訂）が一般的に用いられている。

表4-1　CEAP分類（Clinical classification＊）

C0：	視診，触診で異常を認めない
C1：	毛細血管拡張（径1mm以下）または網目状静脈瘤（径3mm以下）
C2：	静脈瘤（触知可能な径3mm以上の静脈拡張）
C3：	浮腫を伴うもの（CVDは非圧痕浮腫）
C4：	静脈疾患による皮膚変化を伴うもの（脂肪皮膚硬化症，色素沈着，静脈性湿疹）
C5：	静脈疾患による潰瘍の瘢痕
C6：	静脈疾患による潰瘍

＊EAPについては割愛した。

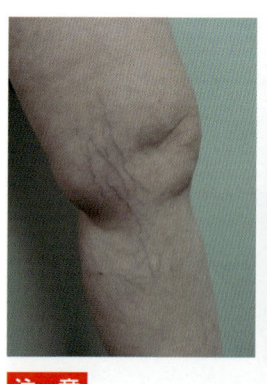

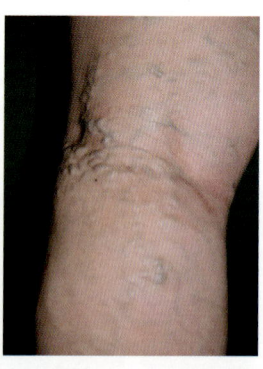

C1：クモの巣状，網目状静脈瘤

注意

▶ 動脈疾患も見逃さない→下肢静脈瘤治療に欠かせない圧迫療法は動脈疾患に対して悪影響を及ぼす．

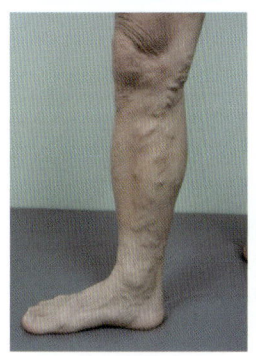

A. 下肢静脈の解剖と生理

C2：静脈瘤
（立位で径 3mm 以上）

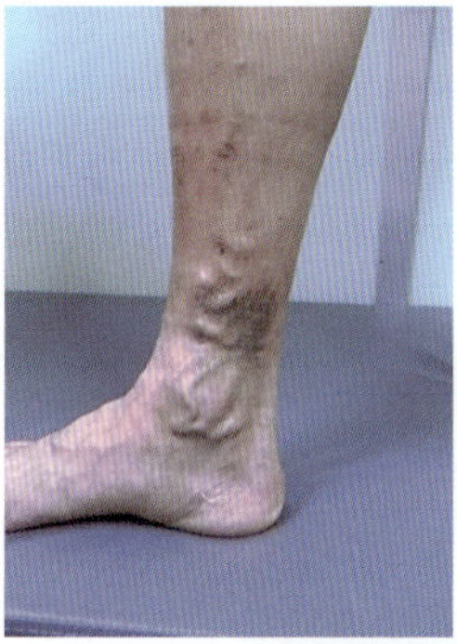

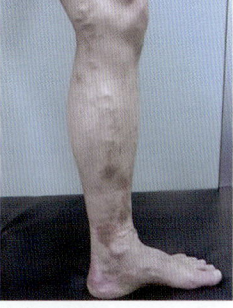

大伏在静脈不全 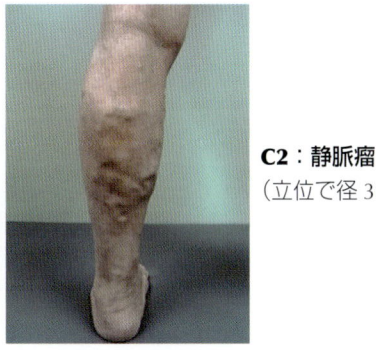　　　小伏在静脈不全

C4a：色素沈着，湿疹

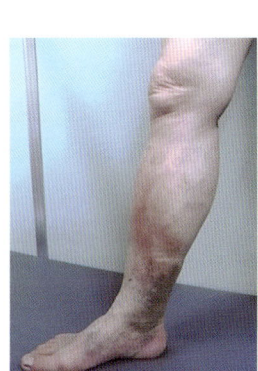

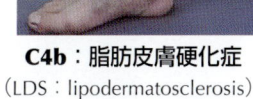

C4b：脂肪皮膚硬化症
（LDS：lipodermatosclerosis）

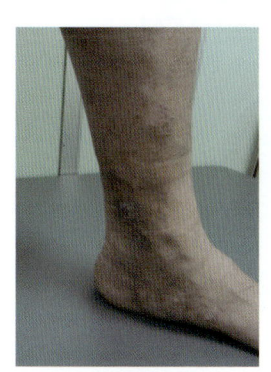

C5：潰瘍の既往 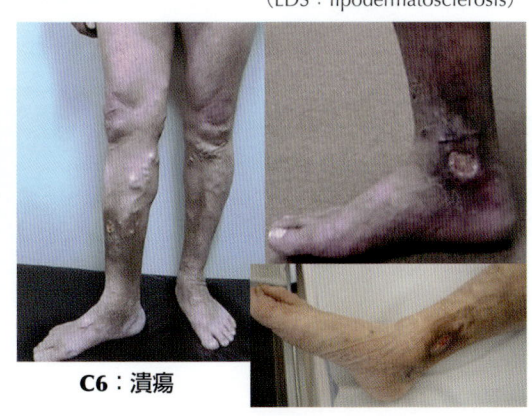　　**C6：潰瘍**

A. 下肢静脈の解剖と生理

鼡径部の解剖

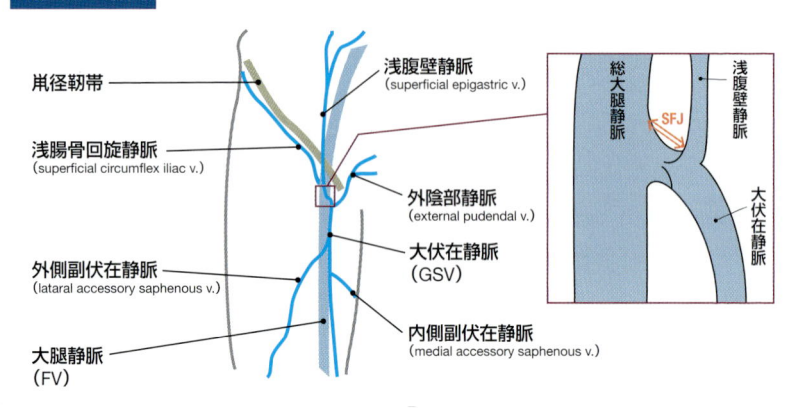

鼡径靱帯

浅腹壁静脈（superficial epigastric v.）

浅腸骨回旋静脈（superficial circumflex iliac v.）

外陰部静脈（external pudendal v.）

大伏在静脈（GSV）

外側副伏在静脈（lateral accessory saphenous v.）

内側副伏在静脈（medial accessory saphenous v.）

大腿静脈（FV）

総大腿静脈／浅腹壁静脈／SFJ／大伏在静脈

▷ 血管内レーザー治療では，浅腹壁静脈より末梢を焼灼するため，浅腹壁静脈の同定が必要である。

▷ 術前エコーでは，浅腹壁静脈接合部から大伏在・大腿静脈接合部（SFJ：124頁脚注参照）までの長さを計測する（⇔）。

鼡径部のエコー像

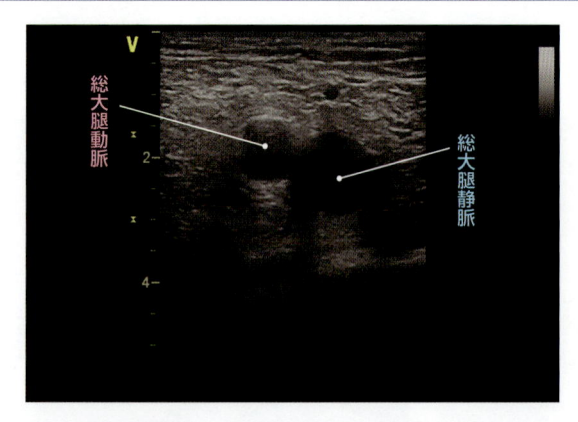

総大腿動脈／総大腿静脈

▷ 内側に静脈，外側に動脈が描出される（短軸像）。

A. 下肢静脈の解剖と生理

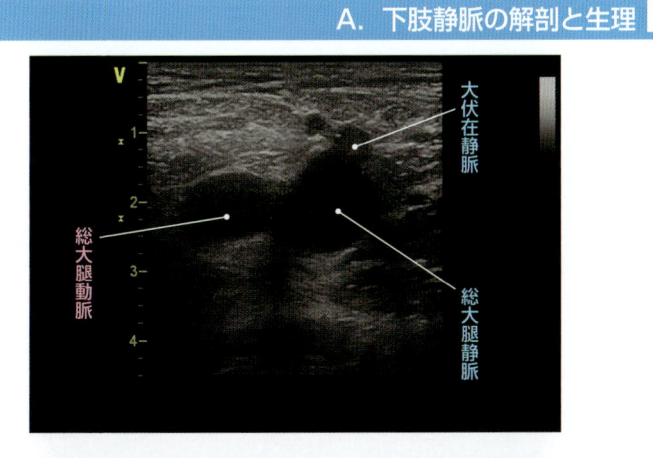

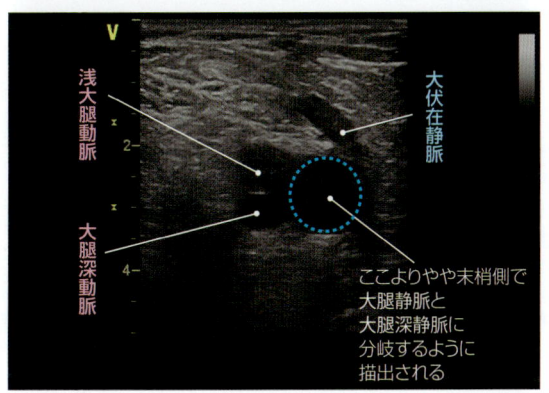

▷ 探触子を下げていくと，大伏在静脈-総大腿静脈合流部と，浅大腿動脈-大腿深動脈分岐部がほぼ同じ位置として描出される（厳密には大伏在静脈合流部の方が少し中枢側である）。
▷ 続いて静脈が大腿静脈，大腿深静脈に分岐するように描出される：正しくは大腿静脈と大腿深静脈が合流して総大腿静脈となる。

B. 下肢静脈のうっ滞に伴う症状の原因検索

▷ 視診・問診を併用しつつ，深部・表在静脈，穿通枝について，弁不全の存在ならびに範囲を評価する。

下肢静脈のうっ滞に伴う症状

▷ 下腿の易疲労感，疼痛，浮腫，足のつり（こむら返り），脂肪皮膚硬化症，色素沈着，静脈性湿疹，足首の潰瘍など

検査のポイント

▶ 大腿静脈（FV），膝窩静脈（PV），膝での大伏在静脈（GSV），小伏在静脈（SSV）の4カ所の逆流の有無を確認し，逆流がなければ，静脈弁不全以外の原因による症状と考えられる．

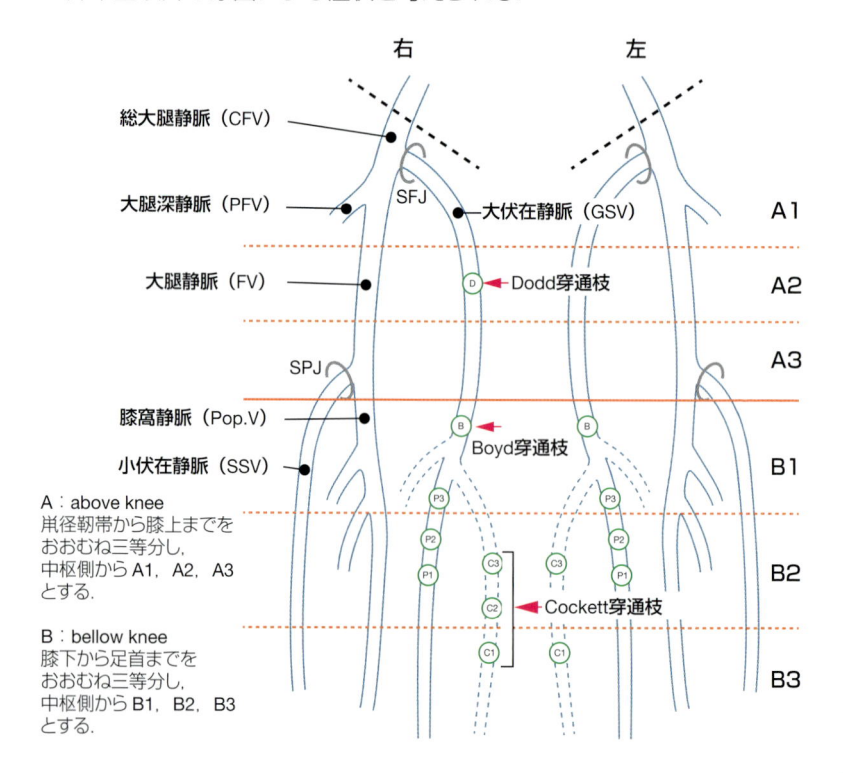

右　左

- 総大腿静脈（CFV）
- 大腿深静脈（PFV）
- SFJ
- 大伏在静脈（GSV）　A1
- 大腿静脈（FV）
- Dodd穿通枝　A2
- A3
- SPJ
- 膝窩静脈（Pop.V）
- Boyd穿通枝
- 小伏在静脈（SSV）　B1

A：above knee
鼠径靭帯から膝上までをおおむね三等分し，中枢側から A1, A2, A3 とする．

- P3, P2, C3, P1
- B2
- Cockett穿通枝
- C1
- B3

B：bellow knee
膝下から足首までをおおむね三等分し，中枢側から B1, B2, B3 とする．

C. 下肢静脈瘤治療の術前評価と術後評価

術前評価

▷ 明らかな下肢静脈瘤が存在する場合に，原因部位の特定や治療適応について確認する。

▷ 検査にあたっては，治療適応を明らかにする必要がある（**表 4-2　下肢静脈瘤に対する血管内治療のガイドライン**参照）。

表 4-2　下肢静脈瘤に対する血管内治療のガイドライン

適応症例
① 伏在静脈に逆流があること
② 深部静脈が開存していること
③ 伏在静脈の直径が 4〜10mm であること
④ 静脈うっ血の症状があること

適応とならない症例
▶ クモの巣状静脈瘤や網状静脈瘤だけしかない軽症静脈瘤
▶ DVT または DVT 既往がある
▶ 下肢に動脈疾患がある
▶ 歩行困難
▶ 妊婦または妊婦の可能性がある

超音波検査担当者は，少なくとも①〜③を明らかにする必要がある

下肢静脈瘤の治療方法について

▶ 血管内レーザー治療またはストリッピング手術が行われるが，どちらも機能していない静脈をつぶす，または抜いてしまう方法である．

▶ 弁を修復する治療ではない．

▶ 治療対象の静脈は主に大腿部の大伏在静脈，小伏在静脈である．

▶ 分枝や穿通枝に対しては，必要に応じて追加で結紮，硬化療法，瘤切除を行う．

C. 下肢静脈瘤治療の術前評価と術後評価

検査のポイント

▶ 深部静脈血栓症 (deep vein thrombosis：DVT) のチェック（下腿静脈の評価は不要）：下肢静脈瘤の原因が深部静脈血栓症から二次的に起った結果であれば手術の適応外である。

▶ 最も中枢側の不全弁を同定する（SFJ[*1]，SPJ[*2] または Dodd 穿通枝であることが多い）。

▶ 大伏在静脈または小伏在静脈の本幹について，どこからどこまで逆流しているかを確認する。

術後評価

▷ レーザー治療においては，高位結紮を行わないため血栓が深部静脈に伸展するリスクがある（超音波検査による術後評価が必要）。焼灼した血管が再疎通し逆流していないか，さらに血管径を確認する。

▷ 立位での生活では重力の影響を受けるため，弁不全の完治は難しく，再発は起こりうる。術後，定期的な超音波検査によるフォローアップが大切である。

下腿の穿通枝について

▶ 下肢静脈瘤の症状は主に下腿に多いが，原因は大腿部にあることが多い．下腿に拡張した穿通枝があっても大伏在静脈の治療後には細くなっていることがある．この場合，穿通枝の拡張は症状の「原因」ではなく，単に大伏在静脈からの逆流血流が深部へ戻るため，結果として生じたものといえる．そのため，下腿の穿通枝の描出自体は，主要静脈に問題がなかった場合以外はさほど重要ではない．

[*1] SFJ：Sapheno-femoral junction：大伏在・大腿静脈接合部．鼡径靭帯の約 3cm 下方．

[*2] SPJ：Sapheno-popliteal junction：小伏在・膝窩静脈接合部．

D. 下肢静脈瘤エコーの基本走査

基本事項

装置と設定

▷ 使用するプローブ：7.5MHz以上のリニアプローブ
▷ 装置の設定：ゲイン高め，フォーカス浅め（観察する血管の深さに合わせる）。

プローブの保持方法

▷ プローブは強くあてないように小指で支える。
　☞ 被検者は基本的に立位のため，身体の上にプローブを置いた状態で検査することができない。プローブを落とさないよう支えながら走査する。

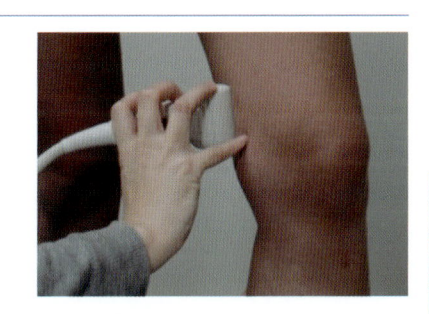

病態について

▷ 下肢静脈瘤の原因は，静脈の逆流防止弁（静脈弁）が壊れることによる静脈のうっ滞，拡張である。
▷ 静脈弁が壊れる原因には，長時間立ったまま，座ったままでいることや妊娠・出産で静脈内圧が高まること，遺伝的素因，深部静脈血栓症などの疾患がある。

用意しておくと便利なもの

▷ 台や手すり
▷ 裾巾のゆったりしたショートパンツ　など

D. 下肢静脈瘤エコーの基本走査

走査手技

深部静脈血栓評価のための走査手技

▷ 鼡径部から膝窩部までの静脈が圧迫によってつぶれることを確認する。
  ☞ 被検者が歩いて検査室に入ってきた場合，下腿の筋ポンプにより，すでに静脈に強い力がかかっており，プローブによる圧迫によって血栓が飛ぶ心配は少ない。一方，離床していない患者に対してはプローブ圧迫やミルキングは慎重にすべきである。

▷ 約 5cm 間隔で下降しながらプローブで深部静脈を圧迫し，血栓がないことを確認する。

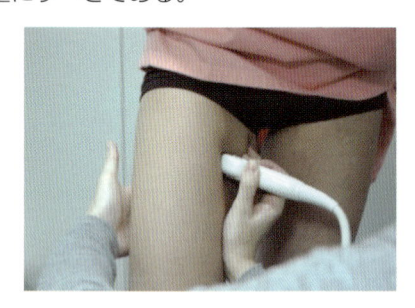

弁不全評価のための走査手技

▷ **体位**：立位または座位（下腿下垂）
  ☞ **重要**：静脈の逆流は仰臥位では評価できない。立位時は検査をしていない足に体重をかける。
▷ **血流誘発方法**：ミルキング法
  プローブをあてた部位より末梢をミルキングする。下腿が握りやすい。
▷ 下腿遠位では足部をミルキングする。

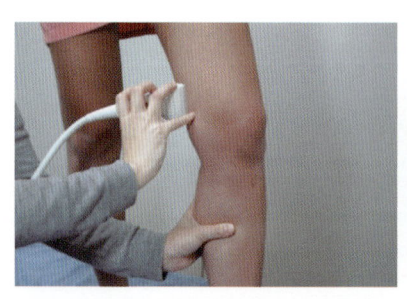

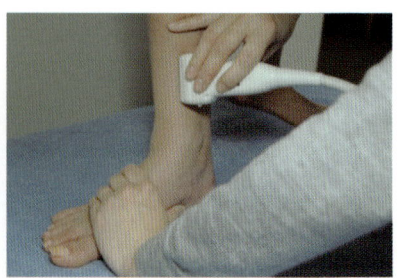

D. 下肢静脈瘤エコーの基本走査

▷ **エコーによる弁不全（逆流）判定方法**：カラードプラ法またはパルスドプラ法にて血流が中枢向きか末梢向きかを確認する。

① 弁不全が明らかな場合
   短軸像・カラードプラ法
☞ 血流がプローブへ向かうか，プローブより遠ざかるかを明らかにするため，プローブを傾けてあてる。

② 弁不全所見の記録を残したい場合
   長軸像・パルスドプラ法

ポイント

▶ **立位・坐位でのミルキング法**：ボールを投げ上げた時のイメージ

▷ ボールを投げ上げると重力によって落下する。ボールが落下する途中でキャッチされると下まで落ちない．

▷ ミルキングにより上昇した静脈血流は重力により下降する．静脈弁が正常に働いていれば，血流の下降は静脈弁で止められ（キャッチされ），それより下へは流れない．

☞ 逆流が明らかな時は，短軸像・カラードプラにてプローブを傾けることで迅速評価が可能である．

☞ 正しく確認するには，長軸像・パルスドプラにて逆流時間が 0.5 秒以上（表在静脈の場合）であることを確認する（**表 4-3 弁不全の判定基準**参照）．

表 4-3 弁不全の判定基準

部 位	逆流持続時間
深部静脈	1.0 秒以上
表在静脈（GSV，SSV）	0.5 秒以上
穿通枝	0.35 秒以上

Labropoulos N, et al. Definition of Venous Reflux in Lower Extremity Veins. J Vasc Surg. 2003; 38: 793-798

D. 下肢静脈瘤エコーの基本走査

ルーチンでチェックすべきこと

目立った静脈瘤がない場合

▷ 浮腫や腫脹，下腿潰瘍，皮膚病変の原因を検索する。
  ① 大腿から膝窩の深部静脈血栓症の有無
  ② 大腿静脈，膝窩静脈の弁不全の有無
  ③ 大伏在静脈の弁不全の有無：膝部で大伏在静脈の弁不全がなく，（大腿中央付近での）大伏在静脈径が細ければ（およそ3mm以下），症状の原因が大伏在静脈の弁不全とは考えにくい。
  ④ 膝窩部やや末梢側での小伏在静脈の弁不全の有無
▷ 上記に所見がなければ，下肢静脈に起因した症状とは考えにくい。

目立った静脈瘤がある場合

▷ 目立った静脈瘤がある場合は，上記に加えて表在静脈本幹の弁不全がどこからどこまでかを把握する。
  ① SFJにおける大伏在静脈不全の有無：なければ陰部静脈，副伏在静脈，Dodd穿通枝から大伏在静脈本幹への逆流の有無⇒逆流源の同定
  ② 大腿部から膝部における大伏在静脈本幹ならびに分枝の弁不全の有無⇒本幹の逆流範囲の確認
  ③ 足関節部の大伏在静脈不全の有無

ポイント

▶ **大伏在静脈・小伏在静脈の弁不全の有無**
  ☞ 弁不全を評価する位置：大伏在静脈（鼡径部，膝部，足関節部），小伏在静脈（膝窩部，下腿遠位）．

▶ **表在静脈の血管径**
  ☞ 深部静脈への流入部（SFJ）より遠位で太さがほぼ一定になった位置において計測する．

E. 下肢静脈瘤エコーの走査手順例

エコー写真をメモとして撮影し図示する方法

▷ エコー写真にはボディーマークではなく，部位の略語や逆流の有無を記録する。

▷ 被検者にはまず壁側を向いてもらい，膝窩部から観察する。

  ☞ 大伏在静脈評価に時間がかかると小伏在静脈評価を忘れやすいため，先に行うようにする。

  ☞ 下肢静脈瘤は女性患者が多いため，検査開始からいきなり鼠径部を露出することなく，ワンクッション置くことができる。

1) 膝窩静脈のDVT（DVTがあればその写真を撮る）および逆流をチェックする（膝窩静脈のパルスドプラ計測して画像を撮る）。

2) 小伏在静脈の逆流をチェック（逆流の有無［有：＋またはR，無：－］を記録した短軸写真を撮る）し，径を計測する（太さがほぼ一定になった位置で計測する）。

3) 小伏在静脈本幹の逆流がなくなる部位を記録する。余裕があれば，小伏在静脈からの逆流枝がどこで終わるかを確認する（穿通枝に入るか，どのあたりで細くなったかなど）。

4) 大腿静脈のDVT（DVTがあればその写真を撮る）および逆流をチェックする（大腿静脈のパルスドプラ計測して画像を撮る）。

5) 大伏在静脈の逆流をチェック（逆流の有無［有：＋またはR，無：－］を記録した短軸写真を撮る）し，径を計測する（太さがほぼ一定になった位置で計測する）。

6) 大伏在静脈本幹の逆流がなくなる部位を記録する。余裕があれば，大伏在静脈からの逆流枝がどこで終わるかを確認する（穿通枝に入るか，どのあたりで細くなったかなど）。

7) 膝付近の大伏在静脈本幹の逆流をチェックし，径を計測する。

8) 足関節付近の大伏在静脈本幹の逆流をチェックし，径を計測する。

9) 目立つ穿通枝があれば記録する。

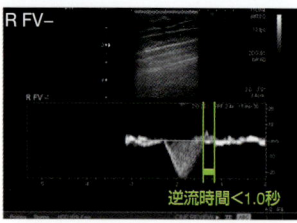

130　E. 下肢静脈瘤エコーの走査手順例

❹ 右 FV：DVT（深部静脈血栓）なし，逆流なし

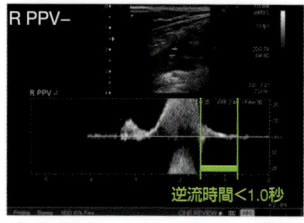

逆流時間＜1.0秒

❶ 右 Pop.V：DVT なし，逆流なし

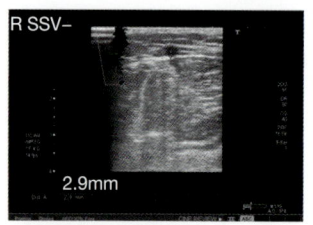

逆流時間＜1.0秒

❷ 右 SSV：逆流なし
　血管径 2.9mm

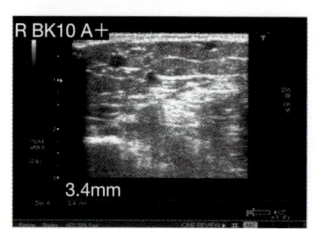

❻ 右 BK 10cm に，前方（A）への逆流のある
　枝あり，血管径 3.4mm
　A：anterior

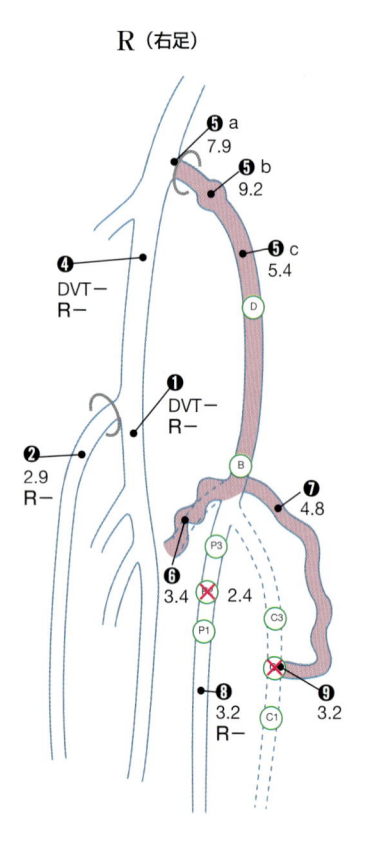

R（右足）

❺a 7.9
❺b 9.2
❺c 5.4
Ⓓ
❹ DVT－ R－
❶ DVT－ R－
❷ 2.9 R－
Ⓑ
❼ 4.8
❻ 3.4　P3　2.4
P1　　　C3
❽ 3.2 R－　C1　❾ 3.2

DVT－：　深部静脈血栓なし
R－：　逆流なし
穿通枝：×逆流なし
　　　　（逆流あれば◎を記載）

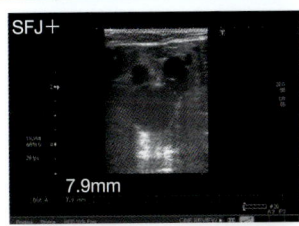

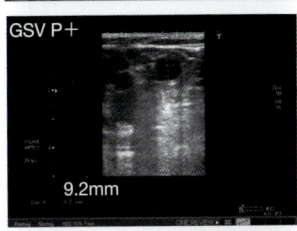

E. 下肢静脈瘤エコーの走査手順例

SFJ+
7.9mm

❺ a 右 SFJ：逆流あり，血管径 7.9mm

GSV P+
9.2mm

❺ b 右 GSV：近位部（P）に弁部拡張あり
血管径 9.2mm
P：proximal

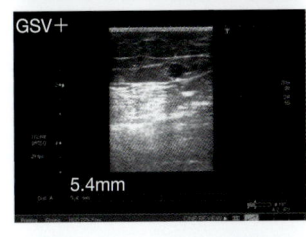

GSV+
5.4mm

❺ c：右 GSV：逆流あり
一定の太さになった箇所の血管径 5.4mm

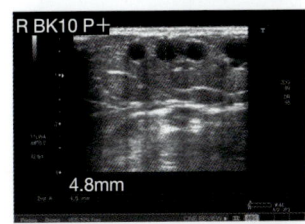

R BK10 P+
4.8mm

❼ 右 BK 10cm に，後方（P）への逆流のある枝
あり，血管径 4.8mm
P：posterior

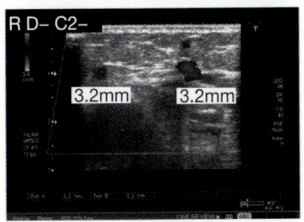

R D− C2−
3.2mm　3.2mm

❽ 右 GSV：遠位部（D）の血管径 3.2mm，逆流なし
D：distal
❾ 右 Cockett 穿通枝：血管径 3.2mm，逆流なし

E. 下肢静脈瘤エコーの走査手順例

検査のポイント

▶ 深部静脈と表在静脈を見分ける．
- ☞ 深部静脈は，動脈と伴走している．
- ☞ 表在静脈は深さ約1cm付近に存在する．動脈と伴走していない．

▶ 表在静脈本幹を追う．
- ☞ 分枝が多く，自分が追っている静脈がわからなくなってしまいがちであるが，まず本幹の逆流範囲を明らかにする．

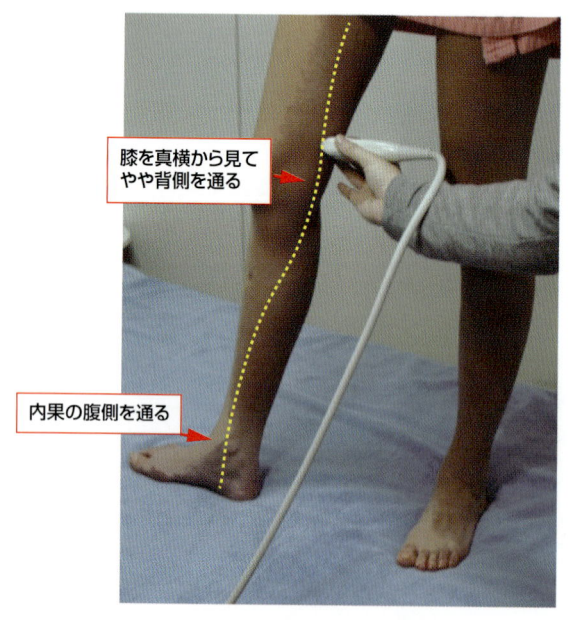

膝を真横から見て
やや背側を通る

内果の腹側を通る

大伏在静脈本幹の走行

E. 下肢静脈瘤エコーの走査手順例

- ▶ 表在静脈本幹と分枝を見分ける.
  - ☞ 大伏在静脈, 小伏在静脈の本幹は筋膜の間を走行する（117頁　下肢静脈の解剖と生理　参照）.
- ▶ 逆流源となっている静脈（最も中枢側）を同定する.
- ▶ 表在静脈本幹の逆流範囲を同定する.
- ▶ 穿通枝が原因になっていることは多くないので, 下腿の穿通枝は目立つ静脈（血管径 3mm 以上）のみ記載する.

短時間で行うコツ

- ▶ 体表から観察する（視診・触診）
  - ☞ 浅い部位や蛇行が著しい場合はエコーで局所を観察するよりも, 体表からの観察が全体像を把握しやすい.
- ▶ 短軸カラーを用いる.
  - ☞ 探触子を傾けカラーを乗せやすくする. 明らかな逆流はパルスドプラ法を用いなくても確認できる.
- ▶ どこから検査を始めるか？
  - ☞ 大伏在静脈は鼡径部から, 小伏在静脈は膝窩から確認する.
- ▶ 穿通枝の検索に時間をかけない.
  - ☞ 大腿部の Dodd 穿通枝以外は重要ではない. 下腿の穿通枝が逆流の原因になっていることは少ない.

まとめのポイント

- ▶ 下肢静脈は, 重力に逆らって下から上へ流れる血流である。そのため, 検査に際しては重力を利用し立位で行う.
- ▶ 検査の際は, 安全性に注意し, 短時間で検査を終えられるよう効率よく行う（長時間の立位検査には転倒の危険が伴う）.

MEMO

付録1　ドプラ法の使い方　AP-1

ドプラ法の使い方

▷ 血管エコーでは，血流の有無や向き，速度を知るためにドプラ法を使用する。どの領域でも基本的な考え方は同じであるが，使い方が適切でないと正しい情報がつかめなくなる。

▷ 以下，カラードプラ，パルスドプラの基本的な使い方を説明する。

①カラードプラ法（Color Doppler Imaging法）

▷ カラードプラは血流の有無，速度や向きを色で判断する手法である。
▷ 流速表示のほか，分散表示やパワー表示などがあるが，ここでは最も頻繁に使われる流速表示についてのみ説明する。

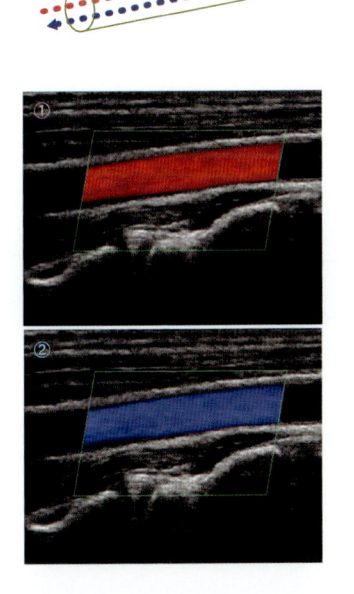

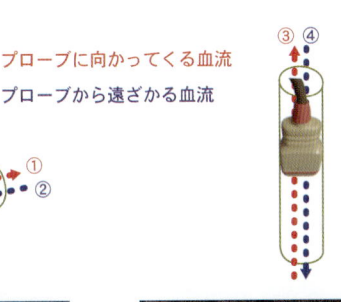

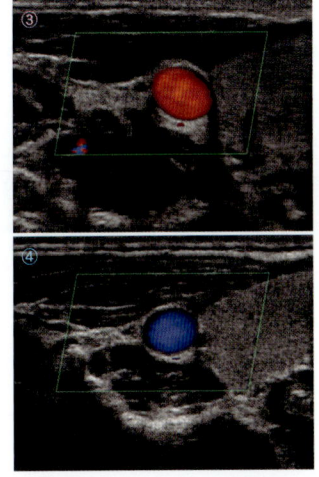

プローブに向かってくる血流
プローブから遠ざかる血流

付録1　ドプラ法の使い方

1) カラーゲインの調整

▷ 一度ノイズが乗るくらいまでゲインレベルを高くしてから徐々に下げていき，周囲組織にノイズが乗らなくなったところを目安にする。

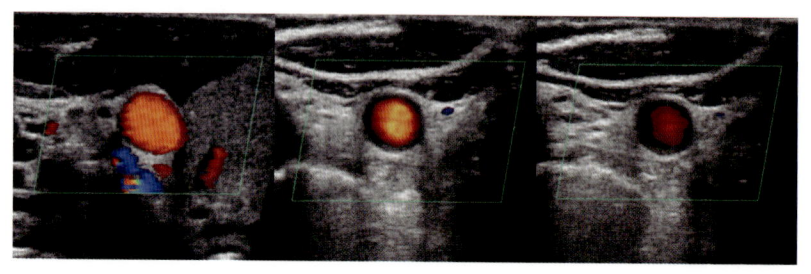

　　　ゲイン高い　　　　　　ゲイン適正　　　　　　ゲイン低い

2) 流速レンジ（PRF）の調節

▷ 表示される血流速度の幅を設定する。計測する血流の速さや，表示深度によって調節が必要である。また，装置によっても特性が異なるので，使用する機器の特徴をつかんでおくことも大切である。

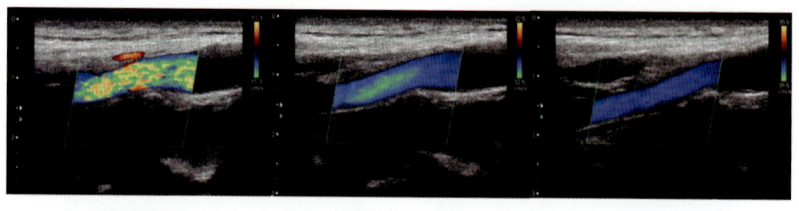

　　　PRF低い　　　　　　　PRF適正　　　　　　　PRF高い

適正に設定されていると，折り返しのない範囲で速度情報がつかめる。低いと折り返しが起きる。逆に高いと，一様にカラーが乗っているように見えるが速度情報をつかみにくくなる。

付録1　ドプラ法の使い方

▷ 速い血流を計測する時
　⇒ 折り返しが起きなくなるまでレベルを上げる。ただし，観察できる深度は徐々に浅くなるので，深い位置での調節はカラーが乗る範囲で行う。
▷ 遅い血流を計測する時（深い位置を見る場合）
　⇒ 「PRFを下げる→カラーゲインを上げる」という操作をカラーが適切に乗るまで繰り返す。

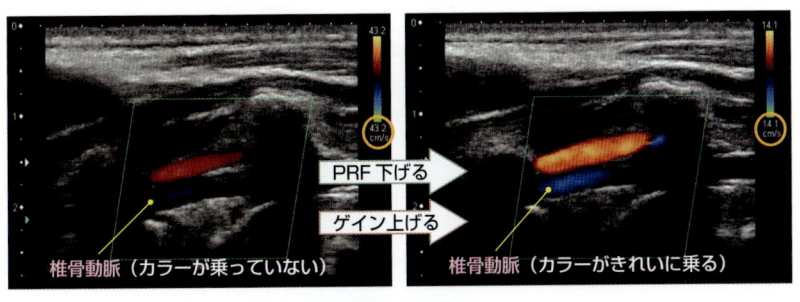

椎骨動脈（カラーが乗っていない）　PRF下げる　ゲイン上げる　椎骨動脈（カラーがきれいに乗る）

椎骨動脈の描出

▷ 血管内の血流速度は中央部が速く壁近傍は遅くなっている。そのため，血管中央のカラー信号は明るく，壁近くは暗く表示される。病変部が血栓性の場合はエコーレベルはかなり低くなる。カラードプラを併用して検査を進めることにより，狭窄部が見つけやすくなり，また見落としも防止できる。
▷ 検査時のカラースケールの設定で気をつけることは，病変部がないところでは順行性に設定した色が一様に表示されるように調整することである。血管中央部で色の反転がないように調整しておけば，色が反転した部分やモザイク信号を認識しやすくなり狭窄部分を見つけやすくなる。

付録1　ドプラ法の使い方

▷ 狭窄部分に発生した加速血流によってカラードプラの折り返し現象が生じ，その部分のカラー信号は反転する。さらに，狭窄部分では乱流も起こるのでモザイク信号になる。

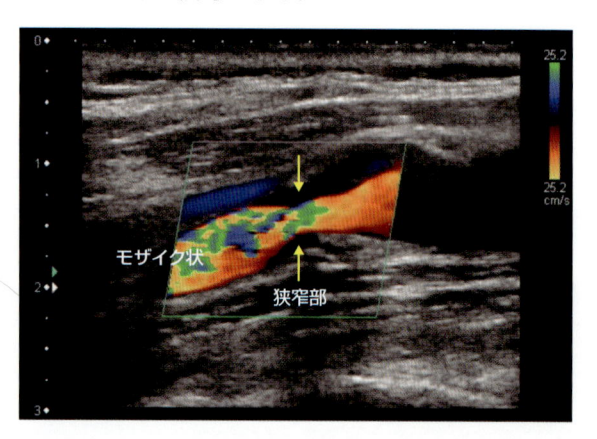

3）スラント機能

▷ カラードプラのビームの入射角の設定がスラント機能である。斜めに入射することにより，血管に対して角度をつけるとができ正確な血流信号を得やすくなる。

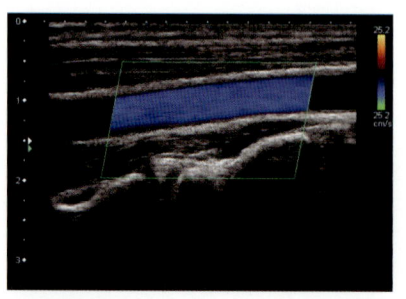

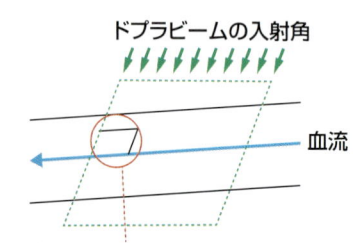

付録1　ドプラ法の使い方　**AP-5**

スラント機能の誤った設定

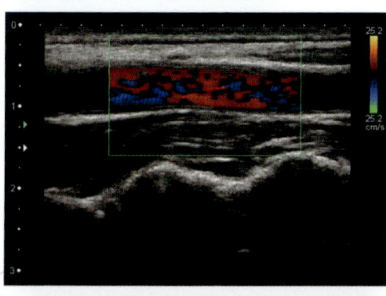

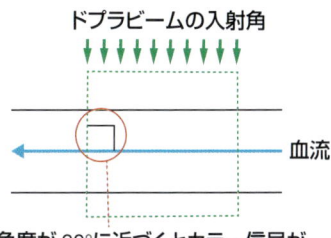

角度が90°に近づくとカラー信号がまだらになる

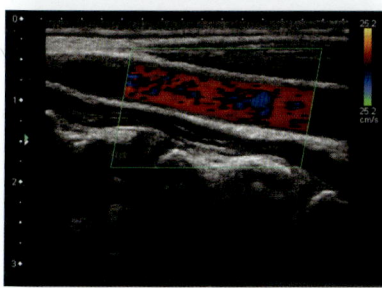

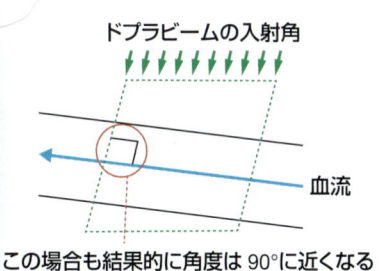

ドプラビームの入射角 → 血流

この場合も結果的に角度は90°に近くなる

4) カラーの表示範囲（ROI）の設定

▷ カラーの表示範囲を広げすぎると画像を構成するフレームが少なくなり表示のリアルタイム性が低下する。このため，表示範囲（ROI）の設定は血管の2/3をカバーする程度にしておく。

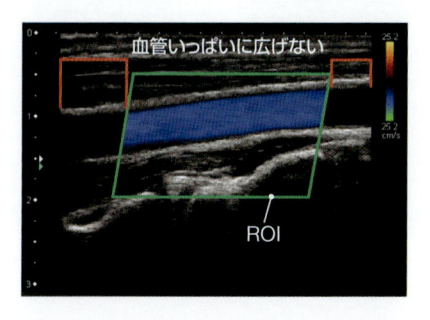

血管いっぱいに広げない

ROI

付録 1　ドプラ法の使い方

②パルスドプラ法（**PWD**：**pulsed wave Doppler**）

▷ パルスドプラ法とは，血流の有無，速度や向きをFFT（fast Fourier transformation）波形で判断する手法である。

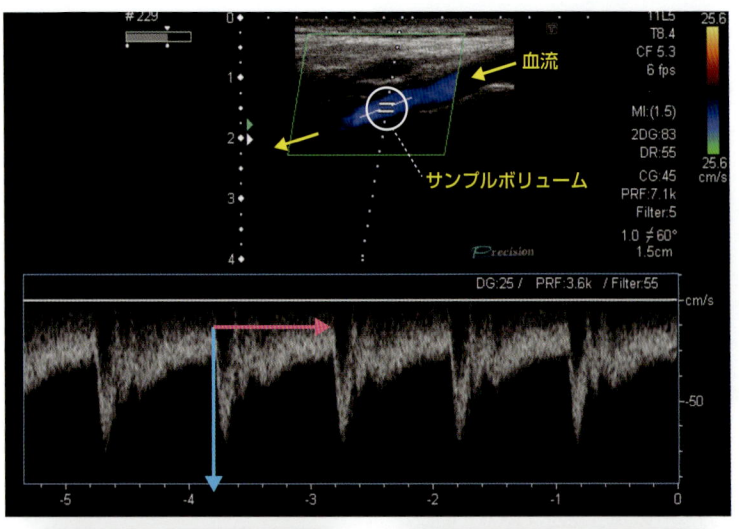

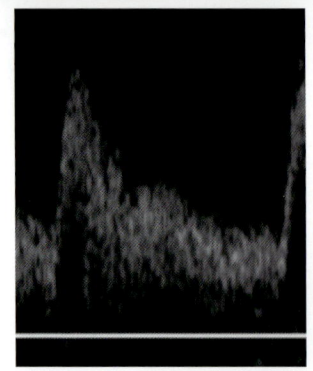

プローブに対して血流が向かってくる時は
上向きの波形

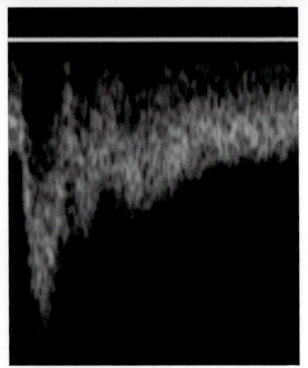

プローブから血流が遠ざかる時は
下向きの波形

付録1　ドプラ法の使い方　AP-7

1) サンプルポイントの設定

▷ サンプルポイントの調整では下記3点に注意する。

☞1 血管の中心に設定する

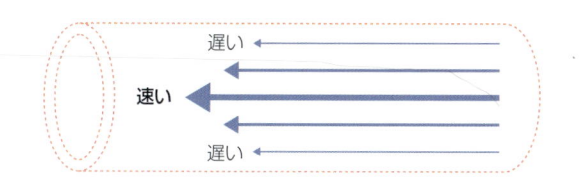

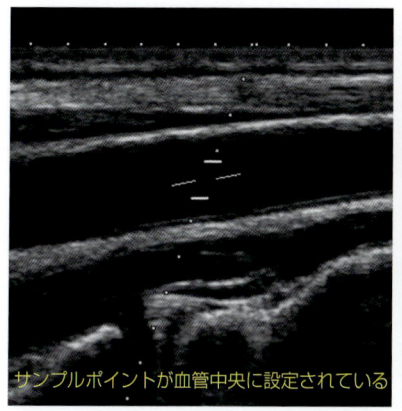

サンプルポイントが血管中央に設定されている　　サンプルポイントが血管中央からずれている

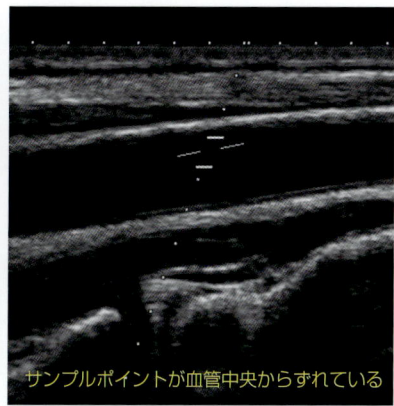

▷ 血管内の血流速度は一様でなく，中心部が速く血管壁側の方はやや遅い。最高血流速度を測定するためには，サンプルポイントは血管中央に設定する必要がある。

付録1　ドプラ法の使い方

☞2　サンプル幅を適切に設定する

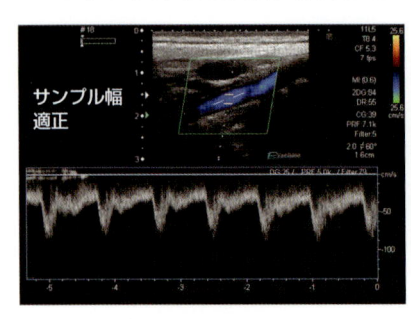

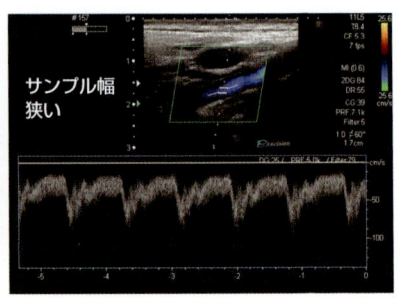

（左図）サンプル幅 適正　　（右図）サンプル幅 狭い

▷ サンプル幅は血管径の約2/3程度に設定する。
▷ 狭すぎると血管壁側の血流（遅い血流）の情報が捉えられない。ただし，狭くとも血管中央にサンプルポイントが設定されていれば，最高血流速度の計測には影響がない。
▷ 広すぎると血管壁のノイズが入り波形がきれいにとれなくなる。

☞3　角度補正（アングル）を60°以内に設定する

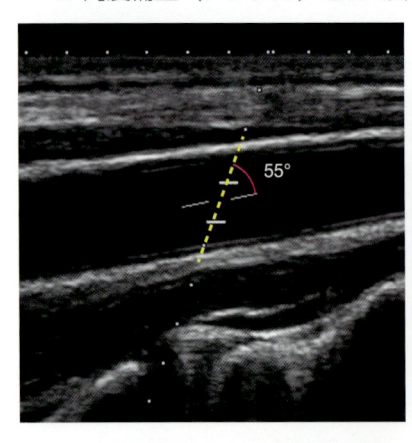

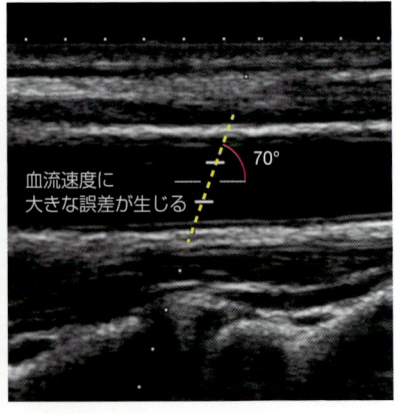

（左図）55°　　（右図）70°　血流速度に大きな誤差が生じる

▷ アングルバーと血管との角度を60°以内にしないと，表示される血流速度に大きな誤差が生じる。プローブを傾けたりスラント機能を使うなどして，60°以内に収まるように設定する。

2）FFT波形の設定

▷ 表示されたFFT波形は，以下の3点について調整する。

☞1 ベースライン（基線）の調節
　▷ 波形が隠れることなく表示される高さに調節する。

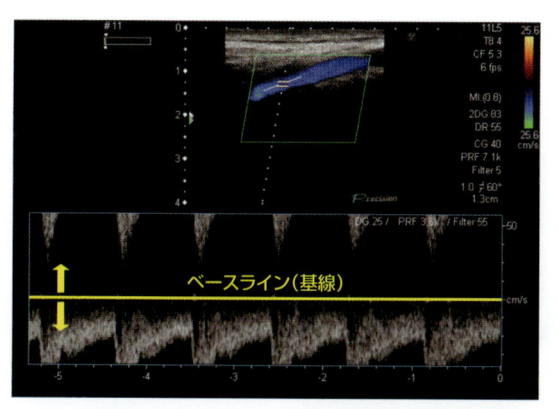

▷ ベースライン調整前。波形が上下に分かれて表示される。

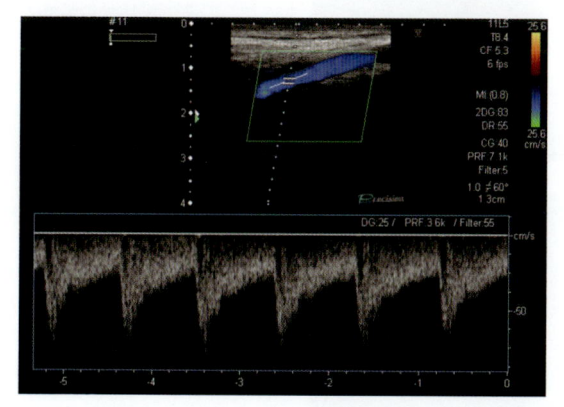

▷ ベースライン調整後。波形全体が見渡せるようになった。

付録1 ドプラ法の使い方

☞2 スイープスピードの調整
▷ スイープスピードとは波形が表示される横軸の速さのことである。
▷ 個々の波形が正確に読み取れることが大切である。心拍数にも左右されるが，7〜10拍程度が表示されるくらいが読みやすい。

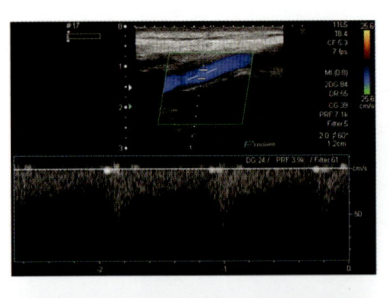

3〜4拍の表示
波形の滲みや加速時間が伸びているように見える波形となる。見た目にも波形が流れる速度が速いので，正確に波形を判断しにくい。

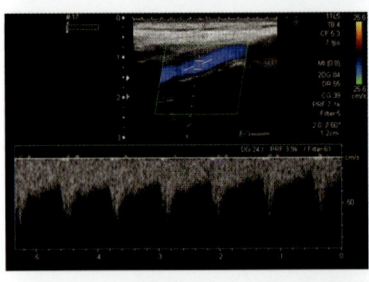

6〜7拍の表示
1拍ずつの波形がわかりやすく，加速時間も正確に捉えられる。

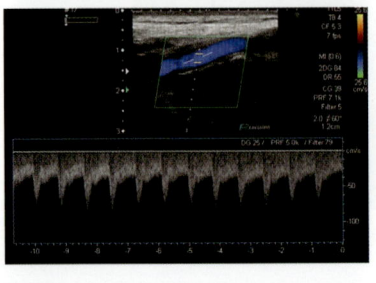

10拍以上の表示
1拍ごとの間隔が狭いため，波形の横幅が潰れたようになる。加速時間の延長があってもわかりにくく，すべての波形が画面上に表示されるのも時間がかかる。

付録1 ドプラ法の使い方　AP-11

☞3 流速レンジ（PRF）の調整
  ▷ 流速レンジ（PRF：pulse reputation frequency）とは，波形が表示される幅（レンジ）のことである。
  ▷ 測定する血流の速度に合わせて調節する。

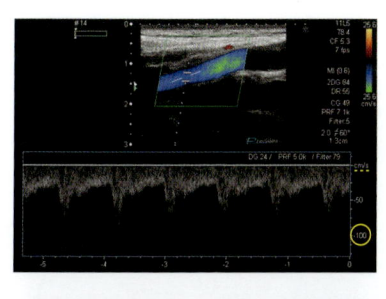

適切な流速レンジ
遅い血流から最高血流速度までがはっきりと表示されていることが望ましい。

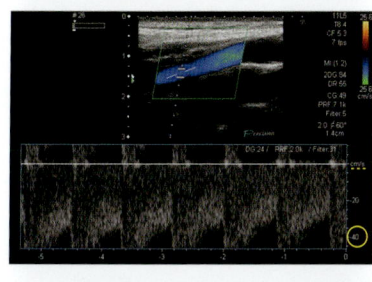

流速レンジが低い
左図のような場合，最高血流速度が折り返さないところまでレンジを上げる。狭窄部での血流は高速となるため，この調節を行わないと最高血流速度がわからない。

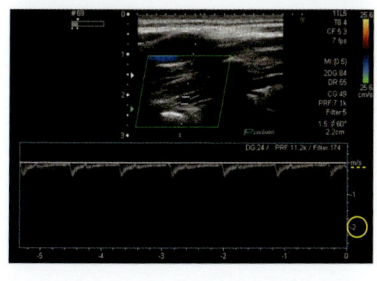

流速レンジが高い
椎骨動脈のように血流速度があまり速くない血管では，レンジが高すぎると左図のように波形が上下につぶれてしまい，判断がしにくくなってしまう。

付録 1　ドプラ法の使い方

狭窄部での血流速度計測

▷ 血管壁にプラークが発生して内腔が狭くなると，そこを通過する血流は加速する．内腔が狭いほど加速血流は速くなる．

▷ どの程度狭いかを表すには，画面上で距離や面積を計測して行う方法と，パルスドプラ法を使用する方法がある．

①画面上で計測する方法

▷ 面積法と血管径法がある．

1）面積法

狭窄率
＝（B − A）／B（%）

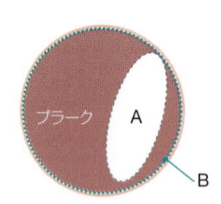

A，Bはいずれもトレースで求めた面積

2）血管径法

狭窄率
＝（B − A）／B（%）

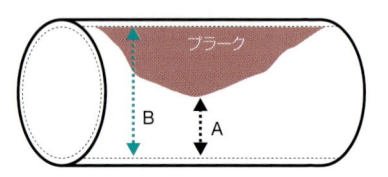

▷ 狭窄部分の内腔は必ずしも同心円状ではないため，面積法に相当する血管径法の値が得られないことがある．同じ病変に対して血管径法と面積法の両方を行う場合は，ビームの入射角度（特に血管径法の時）に注意しなければならない．

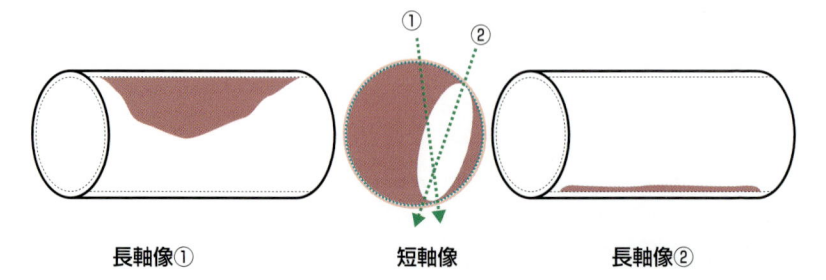

長軸像①　　　　短軸像　　　　長軸像②

付録1　ドプラ法の使い方　AP-13

②パルスドプラを使用する方法

▷ 流速比を計測する。

▷ 狭窄部の加速血流と，狭窄部より中枢側で乱流の影響を受けない位置での流速との比（流速比）をみることで，有意狭窄の診断ができる。

流速比＝A／B

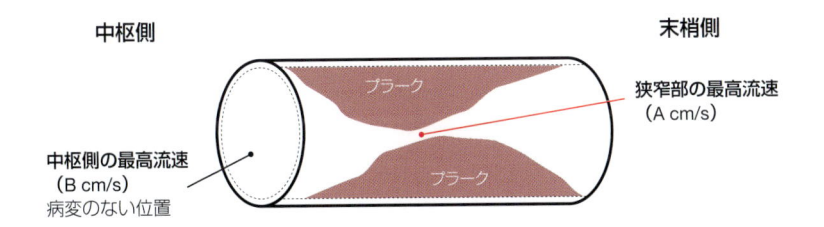

中枢側　　　　　　　　　　　　　　　　　　　**末梢側**

プラーク

狭窄部の最高流速
（A cm/s）

中枢側の最高流速
（B cm/s）
病変のない位置

プラーク

☞ 有意狭窄とは，狭窄部分の内腔がとても狭く，そこを通過する血流が少なくなり，末梢の灌流に影響が現れる病変のことである。

▷ 言葉の説明

近位部・中枢側：心臓に近い方の位置

遠位部・末梢側：心臓から遠い方の位置

順行性：動脈では末梢側への流れ，静脈では中枢側への流れ

逆行性：動脈では中枢側への流れ，静脈では末梢側への流れ

付録2 紛らわしい所見例（DVT以外で見られる下肢変化画像）

血流のうっ滞

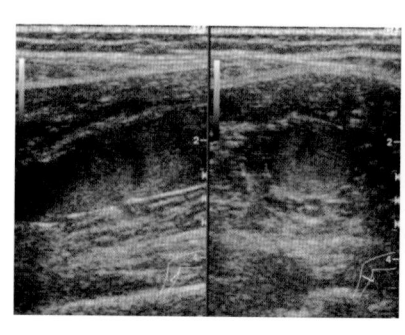

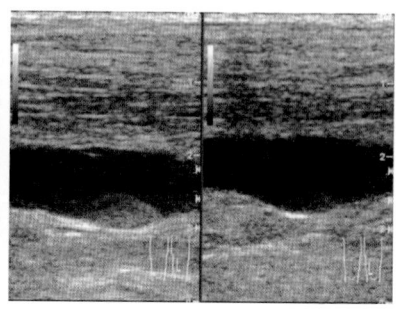

▷ 高エコー，モヤモヤエコー，弁の部分に溜まりやすい。
▷ 静脈内の血流速度の低下や停滞時に見られることがあるが，流れが確認できれば血栓や閉塞は否定できる。
▷ 弁の部分に溜まっているものは圧迫法で消失する。

皮下浮腫性変化（リンパ浮腫と皮下敷石状変化）

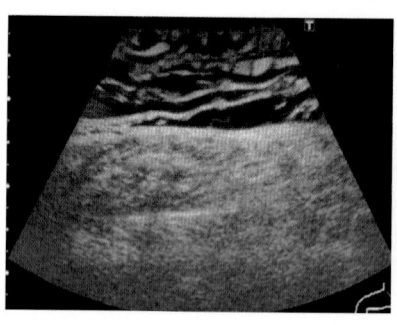

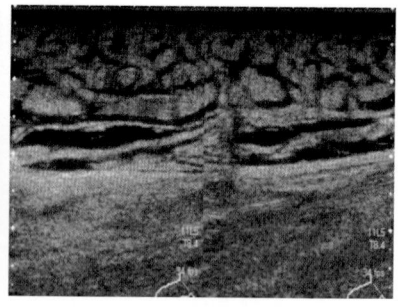

▷ 皮下組織に液体の貯留による肥厚（敷石状など）を認める。
▷ 皮下組織の肥厚を認めるが，筋層の腫脹は目立たない。
▷ 腫脹は軟らかく，両側でも見られる。
▷ 心疾患・腎疾患・肝疾患（腹水貯留など）で見られる。

付録2　紛らわしい所見例（DVT以外で見られる下肢変化画像） AP-15

膝下部の嚢胞性病変（ベーカー嚢胞）血流描出なし

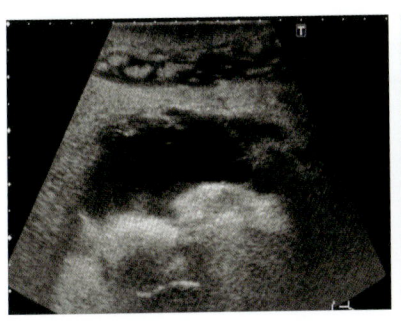

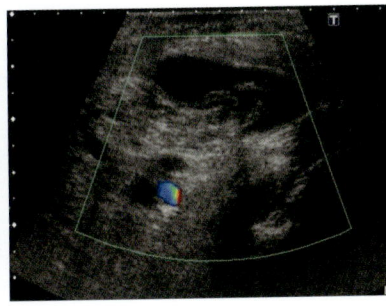

▷ 関節付近に境界明瞭な嚢胞性腫瘤を認める。
▷ 膝窩部嚢腫（ベーカー嚢胞）の例である。関節の炎症（高齢者）で描出される。
▷ 血管と連続性はない。

下腿筋層内出血（血腫）による下肢腫脹

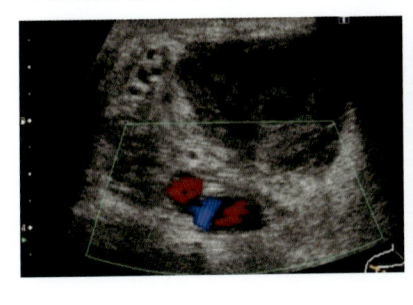

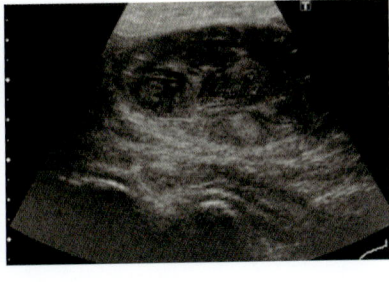

▷ 片側の腫脹および疼痛を伴い，腫脹は硬めのため症状はDVTに類似している。
▷ 腫脹部位の筋層内に液体状から器質化した腫瘤像が広がる。
▷ 血管は正常である。
▷ 筋損傷時の出血や抗凝固薬使用時による出血などでも見られることがある。

MEMO

- 本書の複製権・翻訳権・上映権・譲渡権・公衆送信権（送信可能化権を含む）は，株式会社ヌンクが保有します．
- JCOPY 〈(社) 出版者著作権管理機構　委託出版物〉
- 本書の無断複写は著作権法上での例外を除き禁じられています．複写される場合は，そのつど事前に，(社) 出版者著作権管理機構（電話 03-3513-6969，FAX 03-3513-6979, e-mail: info@jcopy.or.jp）の許諾を得てください．

ISBN978-4-7878-1993-2　C3047

ビギナーズガイド

血管エコー撮像必携—すぐに使える実戦テクニック

2014 年 10 月 8 日　第 1 版　第 1 刷発行

定　価	カバーに表示してあります	発売所	株式会社 診断と治療社
著　者	伊藤 正範 富谷 美香 堀内 正志 増山 里枝子		東京都千代田区永田町 2-14-2 山王グランドビル 4F （1000014） TEL 03-3580-2770（営業部） FAX 03-3580-2776 郵便振替　00170-9-30203 eigyobu@shindan.co.jp（営業部） http://www.shindan.co.jp/
発行所	株式会社ヌンク 東京都大田区南六郷 2-31-1-216 （1440045） TEL 03-5744-7187（代） FAX 03-5744-7179 info@nunc-pub.com http://www.nunc-pub.com		
		印刷・製本	株式会社 加藤文明社印刷所

©2014 伊藤 正範
Printed in Japan

検印省略
落丁・乱丁本はお取替え致します